生殖医療スタッフ必携！

がん患者の
妊孕性温存
のための診療マニュアル

国立研究開発法人 日本医療研究開発機構（AMED）
革新的がん医療実用化研究事業

**生殖機能温存がん治療法の革新的発展にむけた
総合的プラットフォームの形成 研究班
（代表 大須賀穣）編**

日本産科婦人科学会
日本癌治療学会
日本生殖医学会
日本受精着床学会
日本卵子学会
日本がん・生殖医療学会　後援

金原出版株式会社

執筆者一覧

国立研究開発法人 日本医療研究開発機構(AMED)
革新的がん医療実用化研究事業
生殖機能温存がん治療法の革新的発展にむけた総合的プラットフォームの形成 研究班

●研究開発代表者

大須賀　穣	東京大学大学院医学系研究科産婦人科学

●研究開発分担者

青木　大輔	慶應義塾大学医学部産婦人科学
苛原　稔	徳島大学大学院医歯薬学研究部長
川井　章	国立がん研究センター中央病院骨軟部腫瘍・リハビリテーション科
杉山　一彦	広島大学病院がん化学療法科
鈴木　直	聖マリアンナ医科大学産婦人科学
谷本　光音	岩国医療センター院長
津川浩一郎	聖マリアンナ医科大学外科学乳腺・内分泌外科
西山　博之	筑波大学医学医療系腎泌尿器外科学
朴　和成	国立がん研究センター中央病院消化管内科
細井　創	京都府立医科大学大学院医学研究科小児科学
前田　嘉信	岡山大学血液・腫瘍・呼吸器内科
森重健一郎	岐阜大学大学院医学系研究科産科婦人科学

●協力研究者

桑原　章	徳島大学大学院医歯薬学研究部産科婦人科学
小島　康幸	聖マリアンナ医科大学外科学乳腺・内分泌外科
古城　公佑	筑波大学医学医療系腎泌尿器外科学
戸澤　晃子	聖マリアンナ医科大学産婦人科学
中山ロバート	慶應義塾大学医学部整形外科学
原田美由紀	東京大学大学院医学系研究科産婦人科学
藤井　伸治	岡山大学病院輸血部
古井　辰郎	岐阜大学大学院医学系研究科産科婦人科学
宮地　充	京都府立医科大学大学院医学研究科小児科学
山田　満稔	慶應義塾大学医学部産婦人科学
吉岡　範人	聖マリアンナ医科大学産婦人科学

●執筆者

青木　大輔	慶應義塾大学医学部産婦人科学
石川　智則	東京医科歯科大学小児・周産期地域医療学
石原　　理	埼玉医科大学産科婦人科
苛原　　稔	徳島大学大学院医歯薬学研究部長
岩端　秀之	聖マリアンナ医科大学産婦人科学
岩端由里子	聖マリアンナ医科大学産婦人科学
大須賀　穣	東京大学大学院医学系研究科産婦人科学
大野田　晋	獨協医科大学埼玉医療センターリプロダクションセンター
岡本　愛光	東京慈恵会医科大学産婦人科学講座
小川　誠司	慶應義塾大学医学部産婦人科学
梶原　　健	埼玉医科大学産科婦人科
片桐由起子	東邦大学医学部産科婦人科学
加藤　恵一	加藤レディスクリニック院長
上條慎太郎	慶應義塾大学医学部産婦人科学
川井　清考	亀田IVFクリニック幕張生殖医療科
菊地　　盤	メディカルパーク横浜院長，順天堂大学産婦人科学教室客員准教授
北島　道夫	長崎大学医学部産婦人科
木村　文則	滋賀医科大学産科学婦人科学
久慈　直昭	東京医科大学産科・婦人科学
黒田　恵司	杉山産婦人科新宿生殖医療科
桑原　　章	徳島大学大学院医歯薬学研究部産科婦人科学
小泉　智恵	獨協医科大学公衆衛生学講座，聖マリアンナ医科大学産婦人科学
杉下　陽堂	聖マリアンナ医科大学産婦人科学，同 難病治療研究センター診断治療法開発創薬部門
杉本　公平	獨協医科大学埼玉医療センターリプロダクションセンター
鈴木　　直	聖マリアンナ医科大学産婦人科学
髙井　　泰	埼玉医科大学総合医療センター産婦人科
高江　正道	聖マリアンナ医科大学産婦人科学
橘　真紀子	大阪大学大学院医学系研究科小児科学
立花　眞仁	東北大学医学部婦人科学教室
田中　恵子	東北大学医学部婦人科学教室
拝野　貴之	東京慈恵会医科大学産婦人科学講座
浜谷　敏生	慶應義塾大学医学部産婦人科学
原　　鐵晃	県立広島病院生殖医療科
原田美由紀	東京大学大学院医学系研究科産婦人科学
古井　辰郎	岐阜大学大学院医学系研究科産科婦人科学
洞下　由記	聖マリアンナ医科大学産婦人科学
堀江　昭史	京都大学医学部附属病院婦人科学産科学教室

前沢　忠志	三重大学医学部産科婦人科学
宮地　　充	京都府立医科大学大学院医学研究科小児科学
三善　陽子	大阪大学大学院医学系研究科小児科学
森重健一郎	岐阜大学大学院医学系研究科産科婦人科学
山田　満稔	慶應義塾大学医学部産婦人科学
山本　　篤	獨協医科大学埼玉医療センターリプロダクションセンター
渡邊　知映	上智大学総合人間科学部看護学科

（五十音順）

序

　近年，がん治療の進歩によりがん治療後の長期間の生存者が増加している。これらのいわゆるがんサバイバーにおいて生活の質の維持・向上は重要な課題で，なかでもがん治療による妊孕性への影響は人生を左右する大きな問題となっている。平成30年に決定された第3期がん対策推進基本計画では，がん治療に伴う生殖機能等への影響などの問題について，医療従事者が患者に対して治療前に正確な情報提供を行い，必要に応じて適切な生殖医療を専門とする施設に紹介できるための体制を構築することを課題としている。一方，2017年に日本癌治療学会により『小児，思春期・若年がん患者の妊孕性温存に関する診療ガイドライン』が発刊されたことにより，次第にがん治療医の間で妊孕性温存の重要性が広く認識されるようになってきている。しかしながら，がん患者における妊孕性温存の実際の方法などについては，生殖医療医の間でもまちまちであり，がん治療医との連携もいまだ十分とは言えない状況がある。

　我々は日本医療研究開発機構（AMED）に採択された課題「生殖機能温存がん治療法の革新的発展にむけた総合的プラットフォームの形成」（2016-2018年度）のもと，妊孕性温存療法の適切な提供と運用にむけた医療体制の構築をめざして，我が国の現状の調査を行ってきた。研究の結果，地域ネットワークなどのがん治療医と生殖医療医の連携体制が十分でなく，卵子等の保存について必要な患者に適切に情報や診療が提供されていない現状が明らかとなった。また，実際の方法などに関しては標準化・均てん化の必要性が認められた。

　このような現状を踏まえ，妊孕性温存療法を実際に行うための手引きとなるべく本書は作成された。本書の作成にあたっては，広く妊孕性温存に造詣の深い生殖医療専門医と各種診療科のがん治療医にご協力いただいた。日本癌治療学会のガイドラインはがん治療医に重点をおいたものであり，本書は産婦人科医，ならびに生殖医療医を含む生殖医療関係者に重点をおいたものである。よって本書は，日本癌治療学会のガイドラインとセットとして活用していただくとより効果的である。がん患者の妊孕性温存は多くの関連学会と協調して進めていく必要性があるが，本書は関連学会より後援を得ており，本書に沿った診療は現時点では最も妥当なものと考えられる。本書をご活用いただき，がんと闘う患者に対して妊孕性温存という希望の光を提供する医療を共に普及していただくことを願ってやまない。

2019年4月

　　　　　　　　国立研究開発法人 日本医療研究開発機構（AMED）革新的がん医療実用化研究事業
　　　　　　　　生殖機能温存がん治療法の革新的発展にむけた総合的プラットフォームの形成 研究班
　　　　　　　　　　　　　　　　　　研究開発代表者　大須賀　穣

目　次 CONTENTS

総　論

総論1 実施施設に求められることは何か？ ……… 2
- Q1-1　医学的適応による妊孕性温存を目的とした生殖補助医療を取り扱う実施施設に求められることは？ ……… 2

総論2 妊孕性温存療法の手法は？ ……… 4
- Q2-1　挙児希望を有する女性がん患者に対して，どのような妊孕性温存療法が勧められるか？ ……… 4
- Q2-2　疾患別に適した排卵誘発法は？ ……… 6
- Q2-3　妊孕性温存療法の前に参考となりうる卵巣予備能の評価方法は？化学療法あるいは放射線治療による卵巣毒性の程度は？ ……… 9
- Q2-4　採卵の方法は？ ……… 13
- Q2-5　卵子および胚凍結保存の方法は？ ……… 16
- Q2-6　胚移植が可能なタイミングと方法は？ ……… 18
- Q2-7　卵巣組織凍結保存について，どのような情報を提供するか？ ……… 21

総論3 妊孕性温存療法の治療成績は？ ……… 23
- Q3-1　どれくらいの期間があれば，どの程度の妊孕性を温存できるのか？ ……… 23
- Q3-2　凍結保存された生殖組織・生殖細胞を用いて挙児を望んだ場合，どのような生殖医療を受けなければならないのか？その成功率（出生率）は？ ……… 25

総論4 生殖補助医療に関するリスクは？ ……… 28
- Q4-1　排卵誘発を行うことで起こりうるリスクは？ ……… 28
- Q4-2　体外受精（採卵）および胚移植に伴うリスクについてどのような説明をすべきか？ ……… 31
- Q4-3　卵巣組織凍結保存におけるがん細胞混入のリスクは？ ……… 34

総論5 患者への意思確認の際，留意すべきことは何か？ ……… 37
- Q5-1　生殖医療担当医は，がん患者の疾患に関して，どのような情報を原疾患担当医から得ることが妥当か？ ……… 37
- Q5-2　がん治療による不妊のリスクや治療後の妊孕性温存療法の安全性について，どのように説明すべきか？ ……… 39

各 論

各論1 疾患別の対応と情報提供の方法は？ ……… 42

- Q1-1 挙児希望を有する乳がん患者に勧められる妊孕性温存療法には，どのようなものがあるか？ ……… 42
- Q1-2 挙児希望を有する白血病患者に勧められる妊孕性温存療法には，どのようなものがあるか？ ……… 44
- Q1-3 挙児希望を有する悪性リンパ腫患者に勧められる妊孕性温存療法には，どのようなものがあるか？ ……… 46
- Q1-4 挙児希望を有する婦人科がん患者で妊孕性温存療法を行うべき症例には，どのようなものがあるか？ ……… 48
- Q1-5 妊孕性温存療法を施行しないことが考慮（許容）される症例には，どのようなものがあるか？ ……… 51

各論2 小児へのアプローチに際して配慮すべきことは？ ……… 53

- Q2-1 化学療法を開始した後でも妊孕性温存療法を受けることは可能か？ ……… 53
- Q2-2 小児がん患者自身には，妊孕性温存療法についてどこまでの説明をすべきか？ ……… 55
- Q2-3 妊孕性温存療法の説明内容について，年齢による違いはあるのか？ ……… 57
- Q2-4 がん患者が妊娠を希望した場合，予後の観点からは，治療終了後いつから妊娠可能となるのか？ ……… 60
- Q2-5 がん患者が妊娠を希望した場合，催奇形性など薬物療法や放射線治療による安全性の観点からは，治療終了後いつから妊娠可能となるのか？ ……… 63
- Q2-6 寛解後，早発卵巣不全のリスクが極めて高いと考えられる症例において，妊孕性温存療法を含めた対応は？ ……… 65

各論3 ヘルスケアプロバイダーが説明すべき内容は？ ……… 68

- Q3-1 短期間に多くの意思決定を迫られる成年の患者への関わりは？ ……… 68
- Q3-2 患者が未成年者の場合には，どのような関わりが望ましいか？ ……… 70

各論4 がん・生殖医療の提供体制は？ ……… 73

- Q4-1 がんを取り扱う診療施設と同一施設内でがん・生殖医療を行う場合の対応は？ ……… 73
- Q4-2 がんを取り扱う診療施設と同一施設内でがん・生殖医療を行っていない場合の対応は？ ……… 77
- Q4-3 紹介できる地域ネットワークは？ ……… 79

各論5 その他 ... 81

- Q5-1 妊孕性温存療法を希望するがん患者に経済的援助を行う助成制度は？ ... 81
- Q5-2 がん患者が死亡した場合，生殖補助医療（ART）実施施設ではどのように死亡の事実を確認するのか？ ... 84
- Q5-3 死亡後の凍結した生殖細胞あるいは卵巣組織の取り扱いは？ ... 86
- Q5-4 化学療法後の患者で，凍結卵子・胚を使わずに自然妊娠した場合，凍結した生殖細胞あるいは卵巣組織をどのように扱うか？ ... 88

Appendix

1. 原疾患担当医から生殖医療担当医への診療情報提供シート ... 92
2. 日本産科婦人科学会会告一覧 ... 94

略語一覧 ... 96
索　引 ... 98

総論

総論 1　実施施設に求められることは何か？

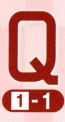

Q 1-1　医学的適応による妊孕性温存を目的とした生殖補助医療を取り扱う実施施設に求められることは？

- 日本産科婦人科学会に登録された生殖補助医療（ART）実施登録施設であること。
- 妊孕性温存を目的としたART（以下，本医療）の実施について施設内の倫理委員会の審査を受けていること。
- 実施施設としては，原疾患治療施設内にあるART実施登録施設が望ましいが，ない場合には，原疾患治療施設と連携できる他のART実施登録施設が行ってもよい。
- 日本産科婦人科学会会員が関与する施設で本医療を行う際は，所定の様式に従って日本産科婦人科学会に登録，報告しなければならない。
- 該当するART実施登録施設には，日本生殖医学会認定の生殖医療専門医が常勤していることが望ましい。

解　説

◆**本医療の意義**

　悪性腫瘍に罹患した女性に対する治療により妊孕性が失われることが予測される場合に，妊孕性を温存する方法として，治療前に未受精卵子（以下，卵子），胚・受精卵（以下，胚），または卵巣組織を凍結・保存し，治療終了後，保存している卵子，胚，卵巣組織を用いてARTを行い，妊娠を図る方法が考えられる。日本産科婦人科学会は，この医療を悪性腫瘍の治療で発生する副作用対策の一環としての「医療行為」と位置付け，悪性腫瘍の治療を受ける時期に挙児希望がない場合でも，本人が希望する場合には実施を認めている。

　実施にあたっては，日本産科婦人科学会「医学的適応による未受精卵子，胚（受精卵）および卵巣組織の凍結・保存に関する見解」[2]を遵守する必要がある。加えて，実施が原疾患の予後に及ぼす影響や保存された卵子，胚，卵巣組織により妊娠する可能性と妊娠した場合の安全性など，被実施者に十分な情報提供を行い，被実施者自身が自己決定できる環境を整えることが求められる。また当然，日本産科婦人科学会が示すARTに関連する各見解[1]を遵守して実施する必要がある。さらに，通常のARTとは異なる医学的・倫理的・社会的な問題を包含していると考えられるので，慎重に実施することが求められる。

◆**実施施設における説明と同意取得上の留意点**

1）凍結保存時

　実施にあたっては，原疾患の状態や予後など，本医療の原疾患治療に及ぼす影響を把握するため，原疾患の担当医から文書により適切な情報を入手し，その上で，必要事項（表1）につい

▶ 表1　本医療実施に際しての被実施者への説明の要点

1. 原疾患の治療と卵巣機能の低下の関連性
2. 原疾患の状態，予後
3. 本医療の実施が原疾患の予後に影響を及ぼす可能性
4. 本医療の詳細
5. 凍結保存された卵子，胚，卵巣組織を用いたARTの詳細
6. 凍結保存された卵子，胚，卵巣組織により将来，被実施者が妊娠する可能性と妊娠した場合の安全性
7. 凍結された卵子，胚，卵巣組織の保存期間と，許容された保存期間を過ぎた場合の取り扱い
8. 費用，その他

て文書を用いて被実施者(被実施者の意思確認が困難な場合は代諾者)に説明し同意を取得する。基本的に，卵子や卵巣組織の場合は被実施者から，胚の場合は被実施者夫婦から，文書により取得する。被実施者が未成年者の場合は，本人および代諾者の文書による同意を得て実施するが，被実施者が成人に達した時点で，本人の凍結保存継続の意思を確認し，改めて本人から文書による同意を取得する。なお，通常のART治療中の症例に悪性疾患が見つかり，悪性疾患の治療前後に凍結融解胚移植を行う場合は，あくまで通常のARTと考えて差し支えないが，本医療実施と同じ程度の説明と同意の取得が望ましい。

2) 凍結保存期間中

　卵子および卵巣組織は被実施者に，また胚は被実施者夫婦に帰属するものである。保存期間中に本医療実施施設は，定期的に被実施者あるいは夫婦に対して凍結保存継続の意思を確認する。

3) ARTでの使用時

　ART実施施設は，ARTの際に改めて原疾患担当医から文書による適切な情報を得るとともに，移植時に被実施者夫婦から文書によるARTの同意を取得する必要がある。ART実施施設を変更する場合には，改めて原疾患治療施設と連携して，被実施者の同意を得て変更を行う。その際のART実施施設は，日本産科婦人科学会ART登録施設であることが必要である。

4) 廃棄について

　実施施設は，下記のような場合に，保存されている卵子，胚，卵巣組織を廃棄することになる。(1)被実施者(胚の場合は，被実施者夫婦のいずれか)から廃棄の意思が表明された場合。(2)被実施者が生殖年齢を超えた場合。(3)被実施者(胚の場合は，被実施者夫婦のいずれか)が死亡した場合。さらに，凍結された胚の保存期間は，被実施者夫婦が夫婦として継続している期間であって，かつ卵子を採取した女性の生殖年齢を超えないこととする。また，当該ART登録施設で保存を継続できない場合，被実施者に通知し，同意を得た上で，改めて原疾患治療施設と連携して他のART登録施設での保存継続を検討する[2]。

参考文献
1) 日本産科婦人科学会．臨床・研究遂行上倫理的に注意すべき事項に関する見解の一覧．日本産科婦人科学会雑誌．2018; 70: 1: 1-59
2) 日本産科婦人科学会．医学的適応による未受精卵子，胚(受精卵)および卵巣組織の凍結・保存に関する見解(最終access2019/2/27)
http://www.jsog.or.jp/modules/statement/index.php?content_id=23

（苛原　稔）

総論 2　妊孕性温存療法の手法は？

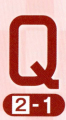

挙児希望を有する女性がん患者に対して，どのような妊孕性温存療法が勧められるか？

- ▶ 思春期以降の女性に対しては，卵子あるいは胚凍結保存が勧められる。
- ▶ 思春期以降の女性でがん治療開始まで2週間の猶予がない場合，あるいは思春期以前の女児に対しては，臨床研究段階の手法である卵巣組織凍結保存が考慮される。
- ▶ GnRHアゴニスト療法による卵巣保護には十分な根拠がない。

解　説

◆ 胚・卵子・卵巣組織凍結保存について

　各手法の特徴を表2に簡潔にまとめる[1]。詳細については，該当する項を参照されたい。以下に，凍結保存を考慮する場合のポイントを挙げる。

① 思春期以降の女性で卵子あるいは胚凍結保存を計画する場合，パートナーがいる場合には，より確実である胚凍結保存を行うのが原則である。

② 排卵誘発を行う際には，アロマターゼ阻害薬併用療法(ホルモン受容体陽性乳がん患者に対して血清エストラジオール値上昇を抑える目的で行う)，ランダムスタート法(採卵までの時間を短縮するために月経周期と無関係に誘発を開始する)，ダブル・スティミュレーション法(短期間で採卵効率を上げるために同一周期の卵胞期，黄体期の両方から誘発を開始する)などの工夫が考慮される。

③ 卵巣組織凍結保存は，いまだ臨床研究段階の方法としての位置付けであるが，思春期以前の女児に対する凍結保存としては唯一の選択肢である[2]。2018年1月時点で，非がん患者，がん患者両方を含めて世界で130例あまりの卵巣凍結組織移植後の生児獲得が報告されている[3]。卵巣組織凍結保存における最大の懸念事項は，凍結組織移植時の微小残存病変(MRD)の再移入リスクである。MRDのリスクはがん種ごとに異なると想定される。現時点でMRDを検出するための確立した手法がないことを考えると，高リスクである白血病に対しては，移植を前提とした卵巣組織凍結保存は勧められない[4)5]。

　生殖補助医療(ART)以外の妊孕性温存療法については，以下の通りである。

◆ 骨盤内への放射線治療を行う場合

　照射野外への卵巣位置移動術を行う。

▶表2 卵子・胚・卵巣組織凍結保存の特徴

手法	解説
卵子凍結保存	・経腟あるいは経腹的に卵子を採取し凍結する ・凍結時に精子は不要 ・確立した手法 ・排卵誘発を行うのが一般的 ・凍結保存までに最短2週間を要する ・思春期以降の女性のみ
胚凍結保存	・経腟あるいは経腹的に卵子を採取し，精子と受精させ受精卵を凍結する ・確立した手法 ・排卵誘発を行うのが一般的 ・凍結保存までに最短2週間を要する ・思春期以降の女性のみ
卵巣組織凍結保存	・腹腔鏡下手術にて卵巣組織を採取し凍結する ・凍結時に精子は不要 ・臨床研究段階の手法 ・排卵誘発は不要 ・凍結保存までに数日あれば可能 ・思春期以前，以降のいずれでも可能 ・凍結組織移植時のMRD再移入のリスク

(文献1より改変)

◆ GnRHアゴニスト療法について

初経開始後の女性における抗がん薬に対する卵巣保護を目的として，GnRHアゴニスト投与が行われてきた。しかし，化学療法後の汎血球減少に伴う過多月経を予防するなどの効能は考えられるが，妊孕性温存効果という点においてエビデンスは否定されており，この療法に期待するべきではない[4-6]。

参考文献

1) Harada M, et al. Int J Clin Oncol. 2019; 24: 28-33 [PMID: 29502284]
2) Practice Committee of American Society for Reproductive Medicine. Fertil Steril. 2014; 101: 1237-43 [PMID: 24684955]
3) Dolmans MM. Expert Rev Anticancer Ther. 2018; 18: 115-20 [PMID: 29220203]
4) Loren AW, et al. J Clin Oncol. 2013; 31: 2500-10 [PMID: 23715580]
5) Oktay K, et al. J Oncol Pract. 2018; 14: 381-5 [PMID: 29768110]
6) Demeestere I, et al. J Clin Oncol. 2016; 34: 2568-74 [PMID: 27217453]

(原田 美由紀，大須賀 穣)

Q2-2 疾患別に適した排卵誘発法は？

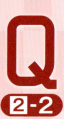

- 一般には GnRH アンタゴニスト併用調節卵巣刺激（COS）が推奨されているが，個々の症例ごとに合併症を避けるための工夫が必要である。
- 月経周期に関係なく卵巣刺激を開始する「ランダムスタート法」によって，従来法とほぼ同数の卵子を2週間以内に採取することが可能である。
- ホルモン受容体陽性乳がんなどのホルモン受容体陽性症例に対する卵巣刺激では，アロマターゼ阻害薬の併用によって血中エストラジオール（E_2）の上昇を抑制することが可能である。
- 極めて短期間の時間的猶予しかない場合，自然周期採卵による未成熟卵子の体外成熟培養（IVM）も可能である。

解説

　がん・生殖医療では不妊治療に比べて採卵に許される期間が限定されるため，短時間でなるべく多くの卵子を得るには卵巣刺激が必要である。その一方，卵巣刺激に伴う卵巣過剰刺激症候群（OHSS）や採卵に伴う出血や感染などの合併症によって原疾患の治療が遅れることは避けなければならない。GnRH アゴニストを併用した COS では OHSS が起こりやすいため，一般には GnRH アンタゴニストを併用した COS が推奨される[1]。一方，本邦ではクロミフェンなどを用いた低刺激法（mild stimulation）が普及し，がん・生殖医療でも実績を上げつつある。低刺激法と，前述した GnRH アンタゴニスト併用 COS を比較した報告は十分とはいえないが，一般的な不妊症例を対象とした報告[2]では妊娠率はほぼ同等であるものの，凍結胚が得られる周期は GnRH アンタゴニスト併用 COS で多いとされている。

　COS に使用するゴナドトロピン製剤は，採卵数 10〜15 個程度，良好胚盤胞数 3〜5 個程度を目標として 150〜225 IU/日程度を連日投与することが多い。GnRH アンタゴニスト併用 COS では，hCG 製剤の代わりに GnRH アゴニストによる内因性 LH サージを利用して卵成熟トリガーとする方法も可能であり，OHSS の予防に有用である。採卵後の OHSS 予防法としては，近年，高プロラクチン血症治療薬として知られるカベルゴリンの効果が立証されているため[3,4]，10 個以上採卵した後はカベルゴリン 0.5 mg/日を 1〜2 週間程度内服させることが望ましい。また，化学療法に対する卵巣保護作用を期待して GnRH アゴニストを採卵後から投与することがしばしば行われるが，GnRH アゴニストには一時的な卵巣刺激作用があることにも注意しなければならない。

　一般的な COS では卵巣刺激を月経早期から開始するが，ある程度の卵巣予備能（血中 AMH≧1.0 ng/mL）が期待され，採卵周期での新鮮胚移植を想定しない症例では，月経周期

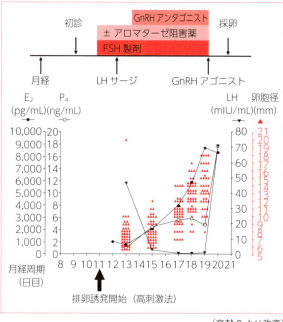

▶ 図1 ランダムスタート法の実際

卵胞期後期から卵巣刺激を開始するランダムスタート法の実施例。月経周期9日目に初診となった患者に対して，11日目からFSH製剤による排卵誘発を開始した。月経周期13日目に主席卵胞径が20 mmに達して生理的LHサージも認められたが，そのまま排卵誘発を継続した。主席卵胞の排卵後からGnRHアンタゴニストを開始し（その他の卵胞の最大径が14～16 mmに達するか，LH≧10 mIU/mLに上昇するまで開始を遅らせることも可能），最大卵胞径が18 mmに達したら卵成熟トリガーとしてのGnRHアゴニストを投与して，34～36時間後に採卵した。ホルモン受容体陽性腫瘍の場合は，アロマターゼ阻害薬を併用する。

（文献6より改変）

に関係なく卵巣刺激を開始するランダムスタート法の実施数が増えてきている。なお，黄体期に卵巣から分泌されるプロゲステロンが卵子の質を悪化させることが懸念されてきたが，近年では否定的な報告が多くなっている[5]。ランダムスタート法では，卵胞期後期（図1）[6]や黄体期から卵巣刺激を開始する。卵巣刺激後の早期LHサージの抑制に使用される薬剤としては，従来のGnRHアンタゴニストの他，メドロキシプロゲステロン酢酸エステル（MPA）なども報告されている[7]。

悪性卵巣腫瘍は原則として妊孕性温存の対象とならないが，海外では卵巣がん症例の摘出卵巣から採取した未成熟卵子の体外成熟培養（IVM）および顕微授精（ICSI）によって得られた受精卵を凍結保存し，化学療法後に温存した子宮に移植して生児が得られている[8]。また，卵巣境界悪性腫瘍に対して排卵誘発を行い，卵巣摘出術の2日前に経腟的採卵を行って受精卵を凍結保存し，生児を得た症例が報告されている[9]。

一方，COSに伴い血中E_2が非生理的レベルまで上昇することにより，ホルモン受容体陽性乳がんなどのホルモン受容体陽性腫瘍の発育を加速させることが危惧される。この悪影響を抑制するために，ゴナドトロピン製剤にアロマターゼ阻害薬の一種であるレトロゾールを併用したCOSが報告されている。アロマターゼ阻害薬は，エストロゲンを合成するアロマターゼの活性を阻害し，血中FSHを増加させて卵胞発育を促進するとともに血中E_2を減少させる作用がある。多嚢胞性卵巣症候群症例に対する排卵誘発では，クロミフェンに比べて生産率が良好であるというランダム化比較試験（RCT）も報告されている[10]。2005年にレトロゾールの催奇形性を疑わせるデータが学会報告されたが，原因不明不妊患者900人の一般不妊治療に同薬を使用したRCTでは，大奇形率は上昇しなかったことが報告されている[11]。生殖補助医療（ART）においても，日本の不妊症患者に対するデータから，流産のリスクはむしろ自

然周期採卵群より有意に低く，新生児の先天異常発生率は同等だったと報告されている[12]。ただし，適応外使用であるため，患者からの書面による同意を得なければならない。

　前述したように，妊孕性温存症例では卵巣刺激を行うことが望ましいが，極めて短期間の猶予しかない場合，少しでも将来の妊孕性を残すという意味で，卵巣刺激を行わずに自然周期採卵をすることも容認される。さらに，小卵胞からも可及的に穿刺・採卵し，未成熟卵子のIVMを併用することによって，卵巣刺激を行わずに複数の成熟卵子を得ることもできるため，IVMも有効な戦略になりうる[13]。なお，AMH＜1.0 ng/mLの卵巣予備能不良症例で多数の卵子を得ることは困難だが，ゴナドトロピン製剤投与量を300 IU/日まで増加したランダムスタート法を試みたり，ダブル・スティミュレーション法（総論Q4-1，28頁参照）を試みることが考えられる。

1) von Wolff M, et al. Arch Gynecol Obstet. 2011; 284: 427-35 [PMID: 21431846]
2) Karimzadeh MA, et al. Arch Gynecol Obstet. 2010; 281: 741-6 [PMID: 19834718]
3) Mourad S, et al. Cochrane Database Syst Rev. 2017; (1): CD012103 [PMID: 28111738]
4) Tang H, et al. Cochrane Database Syst Rev. 2016;(11): CD008605 [PMID: 27901279]
5) Kofinas JD, et al. J Assist Reprod Genet. 2016; 33: 1169-74 [PMID: 27262838]
6) Cakmak H, et al. Fertil Steril. 2013; 100: 1673-80 [PMID: 23987516]
7) Kuang Y, et al. Fertil Steril. 2015; 104: 62-70 [PMID: 25956370]
8) Prasath EB, et al. Hum Reprod. 2014; 29: 276-8 [PMID: 24327539]
9) Gallot D, et al. Hum Reprod. 2000; 15: 2347-50 [PMID: 11056130]
10) Legro RS, et al. N Engl J Med. 2014; 371: 119-29 [PMID: 25006718]
11) Diamond MP, et al. N Engl J Med. 2015; 373: 1230-40 [PMID: 26398071]
12) Tatsumi T, et al. Hum Reprod. 2017; 32: 152-32 [PMID: 27821708]
13) Grynberg M, et al. Hum Reprod. 2016; 31: 623-9 [PMID: 26759139]

（髙井　泰）

総論 2　妊孕性温存療法の手法は？

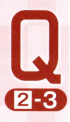

妊孕性温存療法の前に参考となりうる卵巣予備能の評価方法は？ 化学療法あるいは放射線治療による卵巣毒性の程度は？

- 血中 AMH は卵巣内に残存する卵胞量を反映し，有用な卵巣予備能（OR）指標の一つである。調節卵巣刺激（COS）に対する反応性に極めて良好な相関を示し，生殖補助医療（ART）における採卵数，良好胚数，出生率にも相関を示す。がん治療前後の妊孕性評価においても血中 AMH 測定が有用である。
- シクロホスファミドを代表とするアルキル化薬は OR を著しく低下させるリスクがある。
- 放射線照射は OR を低下させるリスクを有し，患者年齢，線量，投与期間などにより，リスクの程度は変化する。

解　説

　始原生殖細胞は胎生 20 週まで分裂を繰り返し，卵祖細胞となり，順次減数分裂を開始し一次卵母細胞へと分化し，さらに原始卵胞を形成する。原始卵胞は休眠状態でプールされ，その一部から毎月一定数発育し卵子となり，排卵に至る。原始卵胞が出生後に新たに増えることはなく，出生時に卵子の数は決まっていると考えられている。女性がん患者に対する化学療法および放射線治療は，原始卵胞および卵子形成過程に影響を与え，OR 低下をもたらす。

◆化学療法の卵巣毒性

　抗がん薬によって誘発される化学療法無月経は，化学療法開始後 1 年以内に生じる 3 カ月以上の無月経と定義され，その発生頻度は患者の年齢，抗がん薬の種類と投与量に依存すると考えられているが，約 30～76％の患者に発症すると報告されている[1]。化学療法が卵巣機能低下をきたすメカニズムは，発育卵胞のアポトーシスによる減少と卵巣皮質の線維化，栄養血管の減少により，原始卵胞も減少するためと考えられている。また，抗がん薬投与により発育卵胞の顆粒膜細胞が減少すると，卵胞ホルモンの低下と FSH の増加を促し，さらに前胞状卵胞の顆粒膜細胞から分泌されていた原始卵胞の活性化抑制因子である AMH も減少するため，休眠状態にあった原始卵胞が活性化し消費され，結果，OR 低下に至ると考えられる[2]。

　これまでの研究で卵巣毒性のある様々な抗がん薬が報告されている。米国臨床腫瘍学会（ASCO）ガイドライン 2013 の化学療法による性腺毒性のリスク分類が日本癌治療学会編集の『小児，思春期・若年がん患者の妊孕性温存に関する診療ガイドライン 2017 年版』（14～15 頁）に示されている[3,4]。最も影響の強いものはシクロホスファミド，ブスルファンに代表されるアルキル化薬やシスプラチンなどの白金製剤である。シクロホスファミドは乳がんや非ホジキンリンパ腫の治療に用いられ，DNA 塩基と共有結合できるアルキル基部位をもち，

DNA鎖と架橋することでDNAの複製を阻害する。一方，シスプラチンもDNAの二重鎖に結合しDNAの複製を阻害することで細胞増殖を抑制し，婦人科領域では子宮頸がんによく用いられている。GnRHアナログを抗がん薬に併用することによる卵巣保護作用が注目された[5]が，ASCO ガイドライン2013および2018では，エビデンスは懐疑的であり，臨床研究段階であるとされ，最近のランダム化比較試験（RCT）では化学療法後の妊孕性維持に関してはエビデンスが否定されているとして臨床試験以外での化学療法との併用は慎重にすべきとしている[3,6]。また近年，様々な悪性疾患に対して分子標的治療薬が用いられるようになってきた。ASCO ガイドライン2013でも，モノクローナル抗体薬としてベバシズマブが取り上げられ，2014年に卵巣毒性に関して中等度リスクがあると修正されたが，根拠となった研究の対象者の70％以上が40歳以上であり，卵巣機能不全例の86％が最終的に機能を回復していることから，中等度リスクを有するかどうかについては判断に十分注意が必要である[3]。その他の転移性大腸がんに用いるセツキシマブ，HER2過剰発現乳がんに用いるトラスツズマブ，非小細胞肺癌に用いるイマチニブなどに関しては，卵巣および精巣毒性ともに"unknown"とされ，注意が必要である[3]。

　また，乳がんの術後内分泌療法で用いられているタモキシフェンの卵巣毒性は可逆性があると考えられているが，妊孕性に与える長期的な影響についての報告は少ない。しかし，動物実験では妊娠中のタモキシフェン投与による催奇形性が報告されていることから，投与中止から2カ月以上あけて妊娠許可することが推奨されている。

◆放射線治療の卵巣毒性

　現在，放射線治療は婦人科領域では子宮頸がん（外部照射として20～50 Gy，腔内照射として12～24 Gy[7]），婦人科領域以外でも直腸がん（約40～50 Gy）や膀胱がん（約60 Gy），悪性リンパ腫（約30～40 Gy）でも骨盤照射が行われ，また，白血病治療では造血幹細胞移植の前処置としても全身照射（TBI）（約12 Gy）が行われている。

　放射線が卵巣に照射されると，DNA損傷が起き，特に二重鎖が切断された場合は細胞に染色体異常やアポトーシスが起こり，卵巣機能低下をきたすと考えられている。卵胞の放射線感受性は成熟度により異なり，発育過程の卵胞は感受性が高く，一方，原始卵胞では感受性が低い。したがって，低線量では原始卵胞は保たれ，ORも保持される可能性がある。放射線照射によるOR低下のリスクは照射量，照射期間，照射時の年齢により変化すると考えられている。また年齢が高くなるほど，低い放射線量で卵巣機能は低下すると報告されており，出生時は平均20.3 Gy，10歳で18.4 Gy，20歳で16.5 Gy，30歳で14.3 Gyで卵巣機能不全に至ると報告している[8]。ASCO ガイドライン2013の放射線治療による性腺毒性のリスク分類が日本癌治療学会編集の『小児，思春期・若年がん患者の妊孕性温存に関する診療ガイドライン2017年版』（14～15頁）に示されている[3,4]。放射線治療による遺伝的影響に関しては，妊娠前の両親のどちらかが放射線治療を受けた場合でも，その児にがんや先天異常のリスクは上昇しないと報告されている[9]。

◆ORの評価方法

　ORとは，「潜在的な卵巣機能の予備力」であり，卵巣における卵胞の量と卵の質を反映し，女性の生殖機能の低下と強く相関する概念である[10]。ORを評価するための指標としては，

▶表3 卵巣予備能(OR)指標の比較

OR の指標	年齢	AMH	FSH	AFC
月経周期間で変動が小さい	＋＋＋	＋＋＋	－	＋＋
月経周期内で変動が小さい	＋＋＋	＋＋	－	＋＋
汎用性が高い(どんな患者にも使える)	＋＋＋	＋＋＋	＋	＋
中立性が高い(検査者によらない)	＋＋＋	＋＋＋	＋＋＋	－
COS に対する低反応性の予測	＋	＋＋＋	＋＋	＋＋＋
COS に対する高反応性の予測	＋	＋＋＋	＋	＋＋＋
採卵数の予測	＋＋	＋＋＋	＋	＋＋＋
ART における個別化 COS への有用性	＋	＋＋＋		＋＋＋
経済性	＋＋＋	－	－	－

(文献13より改変)

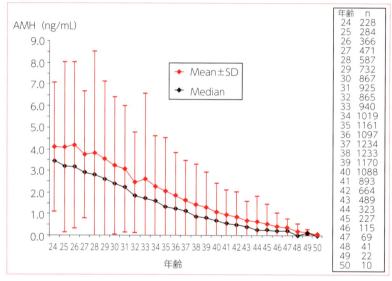

▶図2 血中 AMH の年齢による推移 　　　(文献11より引用)

血中 AMH の他に，胞状卵胞数(AFC)，月経期血中 FSH あるいはインヒビン B などが挙げられる．しかし，いずれも卵の質を評価することは困難であるため，臨床的には COS に対する反応性や ART における良好胚数・妊娠率などを予測する指標として検討されてきた(表3)．

　血中 AMH は前胞状卵胞数を反映すると考えられ，25歳前後をピークに徐々に低下し，35歳以降は急激に低下する(図2)[11]．他の OR の指標では，このように若年からの変化は認められないため，若年で OR を評価する場合には血中 AMH が有用である．さらに最近では，高感度の自動化測定法が普及し，測定下限近くにおける定量性・再現性も向上したため，早発卵巣不全(POI)の早期マーカーとしても有用である[12]．また，同一年齢階級内の測定値は，幅広く分布し個人差が非常に大きいものの，月経周期間における変動が小さいという利点がある．ART における発育卵胞数や採卵数との関連性についてもデータが蓄積されており，月経期の FSH 値や AFC とともに，COS の最適化に血中 AMH は極めて重要である[13]．さらに，

血中 AMH は ART における出生率にも相関することが示唆されている[14, 15]。しかし一方で，血中 AMH が自然妊娠の成立と相関するかについては，血中 AMH が 0.7 ng/mL 以下であれば自然妊娠の成立は有意に減少するとした報告はあるものの[16]，現時点では，血中 AMH は自然妊娠成立の予測には有用でないと考えられている[17]。

がん治療前後の妊孕性評価においても，血中 AMH 測定が有用である。最近では，血液系悪性腫瘍を患う女児では治療開始前にすでに血中 AMH が低下していたこと[18]や，卵巣がん・乳がんの原因遺伝子の一つである *BRCA1* 遺伝子変異を有する女性では，血中 AMH の早期低下を認め，閉経も早い[19]などの報告もある。

1) Ben-Aharon I, et al. Reproduction. 2012; 144: 153-63 [PMID: 22653316]
2) Meirow D, et al. Clin Obstet Gynecol. 2010; 53: 727-39 [PMID: 21048440]
3) Loren AW, et al. J Clin Oncol. 2013; 31: 2500-10 [PMID: 23715580]
4) 日本癌治療学会 編．小児，思春期・若年がん患者の妊孕性温存に関する診療ガイドライン 2017 年版．金原出版，東京，2017
5) Moore HC, et al. N Engl J Med. 2015; 372: 923-32 [PMID: 25738668]
6) Oktay K, et al. J Oncol Pract. 2018; 14: 381-5 [PMID: 29768110]
7) 日本婦人科腫瘍学会 編．子宮頸癌治療ガイドライン 2017 年版．金原出版，東京，2017
8) Wallace WH, et al. Int J Radiat Oncol Biol Phys. 2015; 62: 738-44 [PMID: 15936554]
9) Adriaens I, et al. Hum Reprod Update. 2009; 15: 359-77 [PMID: 19151106]
10) Practice Committee of the American Society for Reproductive Medicine. Fertil Steril. 2015; 103: e9-e17 [PMID: 25585505]
11) Seifer DB, et al. Fertil Steril. 2011; 95: 747-50 [PMID: 21074758]
12) Lunding SA, et al. J Clin Endocrinol Metab. 2015; 100: E1030-8 [PMID: 25978111]
13) La Marca A, et al. Hum Reprod Update. 2014; 20: 124-40 [PMID: 24077980]
14) Brodin T, et al. J Clin Endocrinol Metab. 2013; 98: 1107-14 [PMID: 23408576]
15) Iliodromiti S, et al. Hum Reprod Update. 2014; 20: 560-70 [PMID: 24532220]
16) Steiner AZ, et al. Obstet Gynecol. 2011; 117: 798-804 [PMID: 21422850]
17) Casadei L, et al. J Obstet Gynaecol. 2013; 33: 857-61 [PMID: 24219729]
18) van Dorp W, et al. Hum Reprod. 2014; 29: 337-42 [PMID: 24345579]
19) Titus S, et al. Sci Transl Med. 2013; 5: 172ra121 [PMID: 23408054]

（小川 誠司，上條 慎太郎，山田 満稔，浜谷 敏生）

総論 2　妊孕性温存療法の手法は？

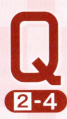

採卵の方法は？

▶ 卵巣刺激を行い複数個の卵子を回収することを目標とするが，疾患によっては排卵誘発剤を使用しない場合もある。
▶ 排卵誘発は通常，卵胞期に開始するが，時間が限られる場合には黄体期に開始することもある。
▶ 未婚者では卵子を凍結するが，既婚者では受精および培養の後，胚凍結を行うことが多い。
▶ 未成熟卵子が回収されることはあるが，未成熟卵子は受精能をもたないため，体外成熟培養（IVM）が必要となる。

解　説

　妊孕性温存の目的で採卵を行う場合には，その前準備のために排卵誘発剤を用いて複数の卵胞発育を促す卵巣刺激を行うことが多い。生殖補助医療（ART）における排卵誘発法はその後の治療成績を大きく左右し，また過度の卵巣刺激に伴う副作用の問題もあるため，その選択は慎重に行う必要がある。排卵誘発方法は大きく調節卵巣刺激（COS）と低卵巣刺激（低刺激法）に大別される[1]。それぞれの特徴を表4にまとめる。最も大きな相違点としては，COSではGnRHアナログを使用して下垂体機能の抑制を行い早発のLHサージの予防を行うが，低刺激法では下垂体機能の抑制は行わないため，早発LHサージの発生とそれに伴う早発排卵が起こりうる。そのため低刺激法では，より慎重な卵胞発育のモニタリングと，ホルモン値に応じた適切なタイミングでの採卵が必要となる。

　採卵から卵子・胚凍結保存の流れを図3に示す。排卵誘発のための卵巣刺激は月経開始後の卵胞期初期に開始し，18 mm程度の卵胞が複数個発育した時点で卵胞の成熟誘起のためにhCGまたはGnRHアゴニストの投与を行い，投与後約36時間で，またLHサージが発生している症例では早発排卵の予防のために適宜時間の調整をし，採卵を行い成熟した卵子を回収する。回収された卵子は，未婚患者では未受精卵子で凍結保存を行い，既婚患者では通常，受精および一定期間の胚培養を行った後に胚凍結を行うが[2]，夫婦からの希望がある場合には卵子凍結を行うこともある。通常，一度の月経周期に行う採卵は1回であることが多いが，時間的な制約がある場合には，排卵後の黄体期に卵巣刺激を開始し，黄体期に排卵誘発および採卵を行う方法も報告されている[3,4]（黄体期採卵）。また，乳がんなどのホルモン受容体陽性のがんで排卵誘発剤の使用が望ましくない場合や，卵巣刺激を行う時間的猶予がない場合には，完全自然周期で採卵を行うことも可能である[5]。

　排卵誘発から採卵に至る一連の手技の目的は複数個の成熟卵を確保することであるが，治療

▶表4 卵巣刺激法のメリット・デメリット

	COS	低刺激法,自然周期
プロトコール	複雑	簡便
下垂体機能	抑制 (早発LHサージの確実な防止)	正常
卵胞発育数(≒卵子数)	多い(>10)	少ない(1〜5)
身体的負荷	強い 卵巣過剰刺激症候群(OHSS)リスク高い	弱い,もしくはない
副作用	あり,時に重篤(OHSS)	少ない,もしくはない
ステロイドの分泌過剰の影響	潜在的に負の影響	生理的
反復治療	数カ月に1回	毎月でも可能
排(採)卵時期	容易に決定	ホルモン測定し,厳密管理
卵巣刺激	外因性(薬剤費高い)	内因性(薬剤費最少)
刺激時のエストラジオール(E_2)ピーク値	1,500〜2,500 pg/mL	300〜1,000 pg/mL
卵胞成熟誘起*	hCG筋注(要来院)	GnRHスプレー(来院不要)
治療成績	採卵あたりの妊娠率は高い	高い累積妊娠率

*アンタゴニスト法の場合はGnRHスプレーでのトリガリングも可能。

(文献1より引用)

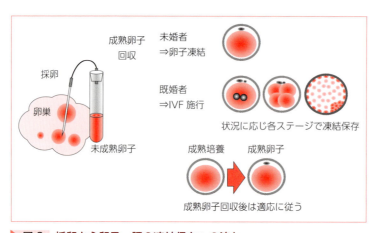

▶図3 採卵から卵子・胚の凍結保存への流れ

期間が限られるため,十分な個数が確保できない場合がある。そのための対策として,近年では小卵胞穿刺を行い,小さな卵胞からも卵子を回収する方法が試みられている。その場合,採卵に使用する穿刺針は細径の特殊針(22Gや23G)を使用する必要があり,そのための手技を習熟する必要もある[6]。また小卵胞からの回収卵子を含めて,卵胞の成熟誘起が不十分な場合には,成熟卵(MⅡ期：第二減数分裂中期)ではなく未成熟卵子〔GV(卵核胞)期,もしくはMⅠ期(第一減数分裂中期)〕で回収される場合もある。卵子は成熟をもって受精能を獲得するため,未成熟卵子が回収された場合には追加のIVMを行い,成熟を図る必要がある。

前述のように筆者の施設では,自然周期を含めた低刺激法を用いてGnRHスプレーにより卵胞成熟誘起し,主に中から大卵胞を穿刺している。この方法により回収された全卵子(2015〜2017年回収卵子数：119,614個,女性患者平均年齢：39.1歳)のうちGV卵子は5.2%,

ＭＩ卵子は12.0％含まれ，IVM後の成熟率は33.6％および79.1％とＭＩ卵子のほうが有意に高い。また，胚盤胞発生率においてもそれぞれ27.5％と43.0％であり，採卵時に成熟卵子で得られた母集団の56.1％に比較しそれぞれ有意に低い。これらの機序としては，*in vivo* でのトリガーに反応できず卵核胞崩壊できなかったGV卵子はもともとポテンシャルが低いことが予想され[7]，このようなGV卵子の有用性は高いとはいえないかもしれない。

　妊孕性温存のための卵子および胚の保存は，凍結技術の進歩と相まって近年急速に拡大している。しかしながら，その対象となるのはがん患者であり，全身状態が悪く，易感染性・易出血性である場合も多いため，特に侵襲を伴う採卵においては，事前の準備や実際の穿刺中および採卵後の観察を含めた細心の注意が必要となる。また，治療に費やせる期間も限定的であるため，原疾患担当医と緊密に連携し，個々の症例に応じた最善の治療方法を選択する必要がある。

1) 加藤恵一．ARTにおける低卵巣刺激法と調節過排卵刺激法の違い．産婦人科の実際．2017; 66: 1801-6
2) Kato K. Reprod Med Biol. 2016; 15: 227-33 [PMID: 29259440]
3) Zhang J. Reprod Biol Endocrinol. 2015; 13: 76 [PMID: 26209449]
4) Kuang Y, et al. Reprod Biomed Online. 2014; 29: 684-91 [PMID: 25444501]
5) Silber SJ, et al. Fertil Steril. 2017; 107: 1232-7 [PMID: 28433372]
6) Teramoto S, et al. Fertil Steril. 2016; 106: 113-8 [PMID: 27041027]
7) Dahan MH, et al. Hum Reprod. 2016; 31(7): 1383-6 [PMID: 27165616]

〔加藤　恵一〕

総論 2　妊孕性温存療法の手法は？

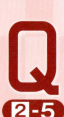

卵子および胚凍結保存の方法は？

- 卵子および胚の凍結方法には，徐々に温度を低下させる緩慢凍結法と，超低温に温度を低下させる超急速凍結法（ガラス化法）がある。
- 卵子および胚凍結においてはガラス化法が主流となっている（表5）。
- 融解後生存率は成熟卵子で90％，胚95％以上[1]と，良好な臨床成績が得られている。
- ガラス化法を用いた卵子および胚凍結の凍結容器は開放型が主流だが，安全性を重視した閉鎖型も考案されている。

解　説

　卵子凍結は従来の緩慢凍結法から，近年になってガラス化法が導入されるようになった。緩慢凍結法は，プログラムフリーザーを用いて徐々に温度を低下（0.3℃／分，－30℃まで緩慢に冷却）させて，液体窒素内で保存する。一方，ガラス化法では高濃度の耐凍剤を用いて卵子・胚を短時間平衡し，液体窒素で急速に温度を低下（－23,000℃／分）[2]させて凍結（ガラス化）する（図4）。これにより細胞質内の氷晶形成を避けることができる。

　これまでに緩慢凍結法とガラス化法の有効性に関する多くの検討が行われている。Cochrane Databaseによれば，緩慢凍結法と比較してガラス化法は臨床的妊娠率が有意に改善したと報告されている（RR 3.86, 95% P=0.002, 2 RCTs, 106人）[3]。ただし，出生率に関する強いエビデンスは示されていない。

　Rienziらは新鮮卵と，ガラス化法による凍結融解卵の成績を比較している。受精率［新鮮卵 100/120（83.3%），凍結融解卵 95/120（79.2%）］，顕微授精後の変性率［新鮮卵 1/120（0.83%），凍結融解卵 4/120（3.33%）］，良好胚率［新鮮卵 38/100（38.0%），凍結融解卵 41/95（43.2%）］，着床率［新鮮卵 100/120（83.3%），凍結融解卵 95/120（79.2%）］のいずれにおいても，有意差を認めなかった[4]。さらにメタアナリシスにおいても，出生率を含めて両者に有意差は認めないと報告されている[5]。

　これら不妊症患者から得られた知見は，がん・生殖医療を目的とした患者における検討でもある程度一致した結果となっている。生殖毒性のある治療を受ける前にガラス化法を用いて卵子凍結を行った11人の患者［平均年齢35.6歳（30～41歳）］を対象とした検討では，融解後生存率 92%（60/65），受精率 77%（46/60），着床率 32%（7/22），臨床的妊娠率 54.5%（6/11），継続妊娠率 36.4%（4/11）であり，4人の患者が生児を得た[6]。この結果は，がん・生殖医療における卵子凍結の有効性を示しているものの，限定されたエビデンスであり，今後のさらなる知見の蓄積が求められる。

▶表5 女性がん患者の妊孕性温存療法

	卵子凍結保存	胚凍結保存
対象となる主な疾患	白血病，乳がん，リンパ腫，消化器がん，婦人科がん，悪性黒色腫，胚細胞腫瘍，脳腫瘍，肉腫など	白血病，乳がん，リンパ腫，消化器がん，婦人科がん，悪性黒色腫，胚細胞腫瘍，脳腫瘍，肉腫など
対象年齢*	16～40歳	16～45歳
婚姻	未婚	既婚
治療期間	2～8週間	2～8週間
凍結方法	ガラス化法	ガラス化法
融解後生存率	90%以上	95～99%以上
分娩例	6,000例以上	多数
特徴問題点	卵子あたり妊娠率 4.5～12%	胚あたり妊娠率 30～35%

*対象年齢は施設により異なる。

（文献1, p27より抜粋）

　開放型凍結容器には液体窒素と直接接触することによる細菌やウイルス，サンプル間の汚染のリスクなどが指摘されている。安全性向上のため，欧州のEUTCDは2004年に開放型容器による保存を控えるよう見解を示し，米国食品医薬品局（FDA）は2012年に開放型容器による保存を許可しないとした。閉鎖型容器は開放型と比較して汚染のリスクが減少するものの，十分な冷却速度が得られずに融解後の生存率および妊娠成績が低下する懸念があり，本邦では開放型が普及している。Stoopらは，123個の卵子を用いた閉鎖型の有効性の検討を行い，融解後生存率90.2%（111/123），受精率77.5%（86/111），着床率33.3%（12/36）と良好な成績を報告している[7]。欧州ヒト生殖医学会（ESHRE）は，通常の凍結においては各ラボの成績やリスク，各地域の規制に従って保存容器を選択する一方，血清反応陽性患者については閉鎖型かつ専用の気相タンクを使用するよう推奨している[8]。

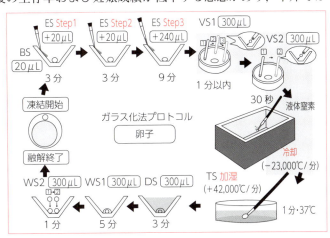

▶図4　ガラス化法を用いた卵子凍結プロトコル
（北里コーポレーション．Cryotop取扱説明書 凍結・融解プロトコール．p14より改変）

1) 日本癌治療学会 編．小児，思春期・若年がん患者の妊孕性温存に関する診療ガイドライン2017年版．金原出版，東京，2017
2) Kuwayama M, et al. Reprod Biomed Online. 2005; 11: 300-8 [PMID: 16176668]
3) Glujovsky D, et al. Cochrane Database Syst Rev. 2014(9): CD010047 [PMID: 25192224]
4) Rienzi L, et al. Hum Reprod. 2010; 25: 66-73 [PMID: 19861328]
5) Rienzi L, et al, Hum Reprod Update. 2017; 23: 139-55 [PMID: 27827818]
6) Martinez M, et al. Reprod Biomed Online. 2014; 29: 722-8 [PMID: 25444506]
7) Stoop D, et al. Reprod Biomed Online. 2012; 24: 180-5 [PMID: 22222248]
8) The revised guidelines for good practice in IVF laboratories (2015)

（山田　満稔，青木　大輔）

総論 2　妊孕性温存療法の手法は？

Q 2-6　胚移植が可能なタイミングと方法は？

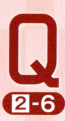

- 胚移植の時期は，身体の回復期間と再発リスク，がん治療の胚への影響を配慮し，原疾患担当医と決定する。
- 催奇形性のある薬剤使用後の避妊期間は，薬剤の半減期の5倍に30日を加えた期間を目安とする。
- 胚移植法として，①超音波断層法によるモニター，②頸管粘液の除去，③柔らかい移植チューブの使用，④移植位置（子宮腔の上部1/3から中央），が重要である。
- 胚移植の最も重大な合併症は感染であり，清潔操作を徹底する。
- 子宮頸部手術後で経頸管移植が不可能な時は，経子宮筋層や経卵管移植を考慮する。

解説

　胚移植が可能な時期は，①身体の回復期間，②抗がん薬の必要投与期間，③薬剤の体内からの排出期間，④放射線の影響，⑤再発リスク，⑥患者背景（年齢や排卵，配偶者の有無）などを考慮し決定する。すべての疾患に対して妊娠可能と判断できる一定の基準はなく，原疾患担当医と連携し症例ごとに判断する。

　日本癌治療学会および日本がん・生殖医療学会のガイドライン[1,2]によると，催奇形性のある薬剤使用後の避妊期間は，薬剤の半減期の5倍に30日を加えた期間を目安とする。ただし，半減期は計算方法によって値が異なるため，医薬品インタビューフォームなどにより正確な情報を得る。タモキシフェンの半減期は7日[3]で投与終了後2カ月，トラスツズマブの半減期は28.5日[4]で投与終了後7カ月は避妊する。一般的に卵巣毒性のある薬剤の場合，原始卵胞は薬剤感受性が低く，発育を始めた卵胞に感受性があるため，発育を始めた原始卵胞が排卵に至るまでの期間を考慮して投与終了から6カ月〜1年は避妊とする。放射線治療後は，特別なウォッシュアウト期間は不要である。ただし，化学療法，放射線治療後1年以内の妊娠では，早産，低出生体重児，周産期異常が増加するとの報告もあり，注意を要する。造血器悪性腫瘍に対する骨髄移植後は，原疾患再発リスクを考慮し2年は避妊が推奨される。薬剤投与期間と再発リスク，患者年齢の関係が最も問題となるのは，ホルモン受容体陽性乳がんに対する内分泌療法である。内服期間が5年か10年かは原疾患担当医との連携のもとに決定する。治療後月経がない場合，胚移植はホルモン補充下の内膜調整となる。治療後の妊娠が乳がんの再発リスクを高めるとするエビデンスはなく，ホルモン補充は許容されると考えられるが，性ホルモン血中濃度の上昇を生理的範囲内に抑えるなど慎重な管理とする。ホルモン受容

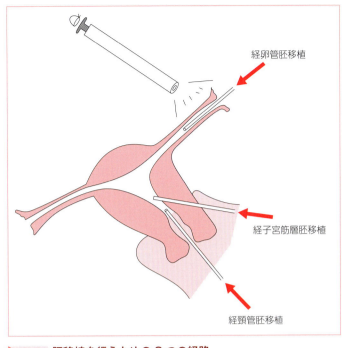

▶図5 胚移植を行うための3つの経路
経頸管胚移植が不可能な時は,経子宮筋層胚移植もしくは経卵管胚移植を試みる。

体陰性乳がんでは,術後2年経過し,薬剤のウォッシュアウト期間後であれば胚移植を検討できる。がん治療別の妊娠許可における考慮すべき点と対応(女性)については,64頁(各論Q2-5)の表5も併せて参照いただきたい。

　胚移植は治療の成否を最終的に決定する重要な過程である。移植胚数は周産期合併症を避けるため,原則1個とする。子宮内膜調整時から腟内は清浄に保ち,移植困難例と判断した場合は mock transfer を行い,必要に応じ頸管拡張も行う。

　胚移植当日は,患者を手術台で中～高砕石位とする。腟内を生食で十分に洗浄し,同時に頸管の粘液を十分に除去する。経腟超音波断層法で,子宮内膜厚,子宮内膜長,頸管長,子宮底部から1cmの位置(胚移植部位の目安)を測定する。この時,子宮前屈,後屈のみでなく,子宮の3軸(上下軸,左右軸,回転軸)を意識し,移植の向きを確認する。外来時と軸が異なっていることも稀ではないので,必ずその場で確認する。胚移植チューブ外筒は,自然に入っていく方向にできるだけ優しく挿入し,強く押さない。外筒は内子宮口の位置より奥には挿入せず,超音波モニター下に移植チューブを外筒より出していき,先端を確認しながら計測値を目安に胚移植の位置を最終決定する。移植チューブは柔らかい製品を使用し,胚の注入速度は任意とする。注入後は,直ちに移植チューブを抜去してよいが,移植チューブ注射器プランジャーにはチューブ抜去終了まで圧をかけておく。胚が移植チューブから排出していることを確認し,胚が移植チューブに残っている場合は,直ちに再移植する。

　妊娠率を改善するため,米国生殖医学会は以下の4点を強調している[5]。①超音波断層法によるモニター,②頸管粘液の除去,③柔らかい移植チューブ,④胚移植の位置(子宮腔の上

部 1/3 から中央部で底部から 1 cm 以上離す)．胚移植のモニターとして経腹，経腟の優劣は結論が出ていないが，経腟モニターは画像の描出力に優れ，膀胱充満がないことは利点である．また，胚移植後のベッドレストは不要とし，胚の再移植になっても妊娠率は低下しないとしている．

　胚移植の合併症としては，感染症に最も注意を払う．予防的抗菌薬投与は不要だが，胚移植前は腟内を十分に洗浄し，清潔操作を徹底する．

　広汎子宮頸部摘出術，子宮頸部円錐切除術などが行われ，外子宮口や頸管閉塞のため経頸管胚移植ができない場合，子宮腔に到達する経路としては，経子宮筋層と経卵管が想定できる（図 5）．経子宮筋層胚移植は，経腟超音波モニター下に腟円蓋部より専用の針で子宮筋層を穿刺し，針先端を子宮腔内に置き移植チューブで胚を移植する[6, 7]．侵襲は小さく優れた方法であるが，子宮筋層穿刺による junctional zone の収縮が問題となる．経子宮筋層胚移植が成功しない場合は，経卵管胚移植を考慮する．配偶子卵管内移植（GIFT）や接合子卵管内移植（ZIFT）と同様な手技で，全身麻酔下に腹腔鏡下手術が必要となる．胚盤胞を経卵管的に胚移植し妊娠した報告では[8]，移植チューブを卵管采より卵管内に 5 cm 挿入している．

参考文献

1) 日本癌治療学会 編．小児，思春期・若年がん患者の妊孕性温存に関する診療ガイドライン 2017 年版．金原出版，東京，2017
2) 日本がん・生殖医療学会．乳がん患者の妊娠・出産と生殖医療に関する診療の手引き 2017 年版．金原出版，東京，2017
3) 医薬品インタビューフォーム．タモキシフェン
4) 医薬品インタビューフォーム．トラスツズマブ
5) Practice Committee of the American Society for Reproductive Medicine. Fertil Steril. 2017; 107: 882-96 [PMID: 28366416]
6) Kato O, et al. Fertil Steril. 1993; 59: 51-3 [PMID: 8419221]
7) Jamal W, et al. Reprod Biomed Online. 2009; 18: 700-3 [PMID: 19549451]
8) Murray A, et al. Fertil Steril. 2011; 96: 895-7 [PMID: 21802668]

〔原 鐵晃〕

総論 2　妊孕性温存療法の手法は？

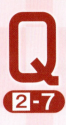

卵巣組織凍結保存について，どのような情報を提供するか？

- ▶ 最大のメリットは，保存までの期間が最短であるため，化学療法などの治療までの時間的猶予がない症例でも可能なことと，性成熟前の女児にも適応できることである。
- ▶ 中学校等の課程を未修了であり，かつ，16歳未満の小児患者の場合，代諾者からのインフォームド・コンセントだけでなく，本人にも理解力に応じた年齢相応の説明を行い，インフォームド・アセントを得ることが望ましい。
- ▶ リスクとして，全身麻酔下の手術が必要となる点，将来的に移植手術が必要となる点が挙げられる。さらに，全身性疾患の場合は腫瘍細胞の再移植の可能性があるため，将来の移植時に再度十分な説明が必要と考える。
- ▶ 海外では多数の生児獲得の報告があり，その有効性が確立しつつあるが，ASCOガイドライン2018においてもいまだ臨床研究段階の位置付けとなっている。

解　説

　女性における妊孕性温存の手段の一つとして卵巣組織凍結保存が選択できるが，その大きな特徴は卵巣を摘出して凍結保存するため手術が必要となることである。一方，基本的には排卵誘発を必要としないため温存手術まで速やかに行うことが可能となる。初経前の小児などにおいては，この方法が唯一の手段となる。卵子凍結保存との違いを表6に示す。

　しかしながら，卵巣組織凍結保存はいまだ臨床研究段階の技術であり，卵子凍結，胚凍結に比べ，特に国内での報告症例数が少なく，その成功率も未知である点は説明すべきであろう。卵子凍結保存と異なり，採取卵子の数などで将来的な妊孕性についてのある程度の説明ができるわけではなく，移植した際の妊孕性については不明な点も多いことは十分に説明しなければならない。

　卵巣組織凍結後の融解卵巣移植によって，全世界で既に130人以上の生児を得ていると報告されており[1]，卵子凍結保存と比べても遜色ないとされているが[2]，生児を得た症例はすべて36歳以下であり，やはり温存時の卵巣機能に依存すると考えられる。また，卵巣摘出／凍結保存の際に同時に卵子採取を行うことも可能であり，成人女性はもとより初経前でも未成熟卵子も採取／凍結保存可能であるという報告もある[3]。可能性を最大限に残すという意義からも，そのような選択肢についても検討すべきである。

　また，凍結卵巣を用いた場合の将来の妊孕性回復のためには，再度手術が必要となることも

▶表6 卵子凍結保存と卵巣組織凍結保存

卵子凍結保存	卵巣組織凍結保存
・超音波下に採卵 ・未受精卵を凍結保存する ・排卵誘発が必要なため，採卵までに10日程度必要 ・(将来的に)体外受精が必要 ・卵のみを凍結するため，腫瘍細胞の混入はない ・卵子の数などで，ある程度の可能性について説明可能	・全身麻酔下，腹腔鏡下に卵巣を摘出し保存する（卵子採取も可能） ・妊孕性温存までの時間は最短 ・将来再度手術により移植が必要となるが，自然妊娠も期待できる ・月経も再開する ・腫瘍細胞の再移植のリスクは否定できないため，全身性の疾患（白血病など）には不向き ・移植後の卵巣機能回復について，凍結時に予測が困難である

特徴的な点として挙げられる。さらに，凍結保存時に卵巣に腫瘍細胞が混入していた場合の再移植のリスクもある。腫瘍が全身に及ぶ疾患では，卵巣への腫瘍細胞の浸潤が懸念され，特に白血病，神経芽細胞腫，バーキットリンパ腫は卵巣転移のリスクが高いとされており，非ホジキンリンパ腫，ユーイング肉腫，子宮頸部腺癌は中等度のリスクとされる。一方，ホジキンリンパ腫，子宮頸部扁平上皮癌，初期乳管癌は転移のリスクが低いとされている[4]。ただし白血病患者においても，寛解状態で摘出した卵巣に白血病細胞を認めないことを確認の上で移植，その後出産に至った報告もあり[5]，出産後に移植した卵巣片を除去することにより，そのリスクを低下させようとする試みも報告されている[6]。

さらに，小児においては移植は10年以上先となるため，将来的な技術革新によって卵巣内の腫瘍細胞の除去などが可能となる可能性も考えられる。例えば，卵巣片をマウスに移植，そこから卵子を採取するという手法もある[7]。インフォームド・アセントを得ることが難しい低年齢の乳幼児についても，卵巣組織凍結保存の際に自分の身体にどのようなことが起こるか（手術を受けること，術後に痛みがあることなど）の最低限の説明は必要である。いずれにせよ，過度な期待は禁物ではあるものの，可能性を残す凍結保存と，将来の移植のリスクはそれぞれ説明すべきと考える。

最後に凍結保存法であるが，海外での出産報告のほとんどが緩慢凍結法によるのに対し，本邦ではガラス化法が広く行われているのが現状である。本邦でのガラス化法による出産例の報告はあるものの，悪性腫瘍でのものではない[8]。しかしながら方法としては同様であり，最近の知見によれば，緩慢凍結に比べてガラス化法は原始卵胞などの生存率も良く[9]，DNA損傷が少ない[10]という報告もある。今後の症例蓄積により有用性が証明されることが期待される。

1) Donnez J, et al. N Engl J Med. 2017; 377: 1657-65 [PMID: 29069558]
2) Diaz-Garcia C, et al. Fertil Steril. 2018; 109: 478-85.e2 [PMID: 29428307]
3) Fasano G, et al. Reprod Biomed Online. 2017; 34: 575-82 [PMID: 28365199]
4) Dolmans MM, et al. Fertil Steril. 2013; 99: 1514-22 [PMID: 23541406]
5) Meirow D, et al. Fertil Steril. 2016; 106: 467-74 [PMID: 27181924]
6) Kristensen SG, et al. Fertil Steril. 2017; 107: 1206-13 [PMID: 28433369]
7) Soleimani R, et al. Hum Reprod. 2010; 25: 1458-70 [PMID: 20299384]
8) Suzuki N, et al. Hum Reprod. 2015; 30: 608-15 [PMID: 25567618]
9) Herraiz S, et al. Fertil Steril. 2014; 101: 775-84 [PMID: 24359888]
10) Shi Q, et al. Sci Rep. 2017; 7: 8538 [PMID: 28819292]

（菊地 盤）

総論 3　妊孕性温存療法の治療成績は？

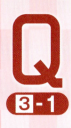

どれくらいの期間があれば，どの程度の妊孕性を温存できるのか？

- 成熟卵子の採卵・凍結には約2週間を要する。
- 凍結・融解後の卵子あたりの出生率は0.78〜4.47%である。
- 凍結未受精卵子1個あたりの妊娠率は，凍結胚1個あたりの妊娠率の約1/2である。
- 出生率は，獲得卵子数が15個までは個数依存性に上昇する。

解　説

　思春期以降における妊孕性温存を目的とした生殖補助医療(ART)では，卵子凍結が選択肢となりうる。成熟卵子回収のための卵胞発育および採卵には，少なくとも約2週間を要する[1]。従来の卵巣刺激方法では，月経中から卵巣刺激を開始するため，月経の発来を待つために4〜6週間を必要とする場合が生じたが，月経周期にかかわらないランダムスタート法により，2週間での採卵が可能である[2]。ランダムスタート法では，従来の卵巣刺激方法と比較して，ゴナドトロピンの投与日数と総投与量は増加するが，獲得卵子数，卵子の成熟率，受精率に有意差を認めない[2]。体外成熟培養(IVM)では，平均約8日で採卵が可能である[3]。また，IVMは，原疾患の治療が速やかに開始できることに加え，ホルモン受容体陽性腫瘍に対して，血清中エストロゲン濃度を上昇させないという利点が存在する[3]。しかし，成熟卵子回収の安全性や効果と比較して試行的であり，がん・生殖医療への利用にはいまだ限界がある[2,3]。

　卵子凍結保存の臨床成績報告は，確立した胚凍結保存の臨床成績報告に比較して少ないが，融解卵子生存率は86.0〜96.8%と報告されている[4,5]。さらに，受精率71〜79%，胚移植率17〜41%，胚移植あたりの妊娠率36〜61%，融解卵子あたりの妊娠継続率4.5〜12%と報告されている[5]（図6）。凍結・融解後の卵子と新鮮卵子の臨床成績の比較では，胚移植周期あたりの妊娠率および妊娠継続率あるいは出生率に有意差を認めない[1,6]。しかし，Goldmanらの報告では，凍結・融解後の卵子あたりの胚盤胞到達率は新鮮卵子と比較して有意に低く(3.9 vs. 6.3%)，卵子あたりの出生率も低い(2.7 vs. 4.2%)[6]。卵子あたりの出生率(3.8%)は，胚あたりの出生率(8.1%)の約1/2である[7]。また，卵子あたりの出生率は，卵子凍結時の年齢依存性であり，Stoopらの報告では，37歳以下で4.47%，38〜42歳で3.8%，43歳以上では0.78%で，年齢区分が上昇すると出生率は低下する[8]。しかし37歳以下では，年齢と出生率に相関はなく，妊娠率は卵巣の反応性からの影響を受ける[7]。

　出生率は，年齢依存性であることに加え，獲得卵子数の増加に依存して上昇する[4,9,10]。獲

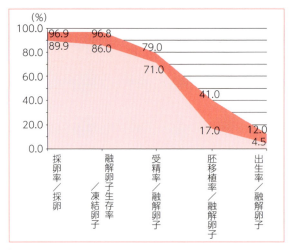

▶図6　採卵から出生までの確率　（文献4,5より作成）

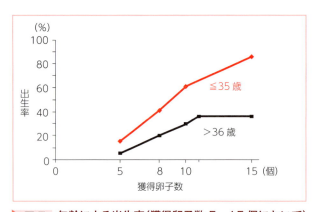

▶図7　年齢による出生率（獲得卵子数5〜15個において）

（文献9より引用）

得卵子数が15個までは，個数の増加に伴い出生率は上昇する[10]。Coboらは，獲得卵子数と出生率に関して検討を行っているが，獲得卵子数が5個以下，8個，10個における35歳以下あるいは36歳以上における出生率は，それぞれ15.4 vs. 5.1％，40.8 vs. 19.9％，60.5 vs. 29.7％であると報告している[9]（図7）。

1) Massarotti C, et al. Cancer Treat Rev. 2017; 57: 50-7 [PMID: 28550713]
2) Danis RB, et al. Curr Pharm Biotechnol. 2017; 18: 609-13 [PMID: 28786354]
3) Practice Committees of the American Society for Reproductive Medicine and the Society for Assisted Reproductive Technology. Fertil Steril. 2013; 99: 663-6 [PMID: 23391409]
4) Liang T, et al. Adv Exp Med Biol. 2016; 951: 155-61 [PMID: 27837562]
5) Practice Committees of American Society for Reproductive Medicine; Society for Assisted Reproductive Technology. Fertil Steril. 2013; 99: 37-43 [PMID: 23083924]
6) Goldman KN, et al. Fertil Steril. 2013; 100: 712-7 [PMID: 23721713]
7) Shalom-Paz E, et al. Reprod Biomed Online. 2010; 21: 566-71 [PMID: 20822957]
8) Stoop D, et al. Hum Reprod. 2012; 27: 2030-5 [PMID: 22552690]
9) Cobo A, et al. Fertil Steril. 2016; 105: 755-64 [PMID: 26688429]
10) Sunkara SK, et al. Hum Reprod. 2011; 26: 1768-74 [PMID: 21558332]

（片桐 由起子）

総論 3 妊孕性温存療法の治療成績は？

Q 3-2
凍結保存された生殖組織・生殖細胞を用いて挙児を望んだ場合，どのような生殖医療を受けなければならないのか？ その成功率（出生率）は？

A
- 未受精卵子であれば，顕微授精（ICSI）のうえ，胚移植を行うこととなり，受精卵であれば，胚移植を行う。
- 卵巣組織であれば，卵巣移植を行う。なお，同所性移植であれば，自然妊娠が可能であり，異所性移植であれば採卵のうえ，体外受精・胚移植が必要となる。
- 凍結未受精卵子による妊娠率は 4.5～12％と報告されており，生児を得るためには約 10 個の未受精卵子が必要となる。

解説

◆卵子凍結

1）方法

　既婚者であれば胚凍結（もしくは未受精卵子凍結），未婚者であれば未受精卵子凍結により卵子凍結が可能である。がん治療開始までに時間的猶予があれば，月経開始直後から卵巣刺激を行う一般的な体外受精により採卵を行う。時間的猶予がない場合はランダムスタート法で採卵を行う。ランダムスタート法とは，月経周期の黄体期であっても調節卵巣刺激（COS）を開始し，卵子を採取する方法である。採卵した卵子の質については通常の採卵周期で採取した卵子と同等であり，また未受精卵子凍結から出生した児は一般不妊治療にて出生した児と比べても先天異常などは増加しないと報告されており，比較的安全性の高い治療法と考えられる[1,2]。受精方法については ICSI を選択することが一般的である[3]。

　また，ホルモン受容体陽性の腫瘍（乳がんなど）においては，COS 時にレトロゾールを併用し，血中エストロゲンを低下させ，可能な限りがん治療への影響を最小限にする必要がある（図 8）。

　採卵自体は日帰りで行える処置であるため，比較的簡便ではある。また，月経発来した女児であれば理論上採卵は可能である（表 7）。しかし一般的不妊治療と異なり，細心の準備と精神的ケアを含めたトータルケアが重要となるため，医師のみならず，看護師，臨床心理士などとの連携が重要になる。

2）成績

　凍結未受精卵子による妊娠率は 4.5～12％と報告されており[3]，生児を得るためには計算上約 10 個の未受精卵子が必要となる。Cobo らによると，凍結卵子が 10 個あった場合の累積妊娠率は 35 歳以下で 60.5％，36 歳以上では 29.7％であったと報告している[4]。現時点では，一般的な体外受精の妊娠率を考慮すると，可能な限り胚による凍結保存が望ましいことは

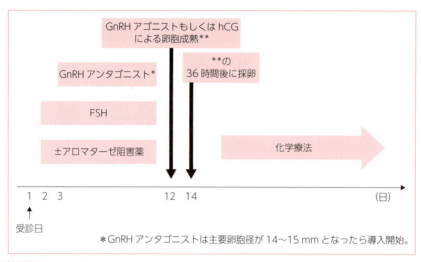

▶図8 ランダムスタート法による採卵スケジュールの一例

▶表7 妊孕性温存療法の特徴

	卵子凍結保存	胚凍結保存	卵巣組織凍結保存
治療可能年齢	思春期〜	思春期〜	0歳〜
パートナー	いなくても可	必要	いなくても可
期　間	2週間〜	2週間〜	最大1週間
長　所	・将来の婚姻関係に柔軟に対応	・確立された治療 ・良好な治療成績	・月経発来前でも可 ・迅速に始められる
短　所	・原疾患への影響が不明	・パートナーが変わると使えない ・原疾患への影響が不明	・卵巣内の微小残存病変（MRD）が再移入される可能性 ・技術が未確立

いうまでもない。筆者の施設（以下，当院）では2015年2月よりがん患者の卵子凍結を開始したが，2018年6月までに44人（乳がん25人，血液疾患8人，その他11人）の凍結保存を行っている。未受精卵子と胚の内訳は，それぞれ27人，17人であった。

◆卵巣組織凍結
1）方法

　月経発来前の女児もしくは治療開始までに時間的猶予のない若年女性患者が対象となる。片側の卵巣を手術で摘出し凍結する。もう一方の卵巣は，治療後に機能が残る可能性を考え，体内に残す。卵巣組織凍結については，産婦人科医，原疾患担当医のみならず，麻酔科医，手術室との調整が重要となるため，あらかじめこの手術ができうる体制を構築しておくことが非常に重要である。

　卵巣摘出手術は一般的に腹腔鏡下手術で行う。摘出した卵巣組織は，すぐに培養室においてヒーター付きのクリーンベンチ内で卵巣の髄質の除去を行う。髄質除去後の皮質部分はOva Cryo Kit Type M®（Kitazato）などにより凍結前処理を行った上で，ガラス化法にて凍結保存する。本邦ではガラス化法を行う施設が多いが，世界的には緩慢凍結法が一般的である。新

たな治療法であるため，今後データの蓄積が必要である[5]。成人女性の場合，摘出した卵巣より成熟卵子を獲得できる可能性がある。したがって，摘出した卵巣組織の卵胞を穿刺し同時に採卵を行う。卵子を認めた場合，卵子培養を行い，MⅡ期において卵子凍結を行うことも可能である。

　本治療は対象患者ががん患者であることから，凍結卵巣組織へのがん細胞の混入の有無を確かめる必要がある。その確認は皮質の一部および髄質の病理組織学的検査，qRT-PCRなどを組み合わせて行う。ただし，血液疾患患者においては卵巣内におけるがん細胞の混入率が高く，卵巣組織凍結は一般的には認められていない[6]。

2）成績

　融解卵巣の移植については，患者ががん治療寛解後，原疾患担当医の許可のもと，卵巣組織を腹腔鏡下手術にて対側卵巣に移植もしくは卵管間膜内に注入する[7]。

　世界的には，2004年に初めて卵巣組織凍結を行った患者の妊娠出産例が報告[8]されてから2017年までに約130例の出産例が報告されている。これまでのデータからは95％以上の症例で卵巣機能の回復が見込まれ，さらに卵巣組織の移植後4〜5年間は卵巣機能が維持される。しかし，臨床的妊娠率は29％，出生率は23％と，いまだ確立された治療法ではなく，臨床研究段階の技術である[9]。

　当院では，2016年12月より本治療を開始し，2018年6月までに計6例行っている。卵巣組織凍結自体は入院期間を4日間で行っており，治療終了後からすぐにがん治療を開始できるものの，腹腔鏡下手術で行うことから，より慎重な対応が望まれる。

参考文献

1) Noyes N, et al. Reprod Biomed Online. 2009; 18: 769-76 [PMID: 19490780]
2) Gook DA, et al. Hum Reprod Update. 2007; 13: 591-605 [PMID: 17846105]
3) Practice Committees of American Society for Reproductive Medicine; Society for Assisted Reproductive Technology. Fertil Steril. 2013; 99: 37-43 [PMID: 23083924]
4) Cobo A, et al. Fertil Steril. 2016; 105: 755-64 [PMID: 26688429]
5) Donnez J, et al. J Assist Reprod Genet. 2015; 32: 1167-70 [PMID: 26210678]
6) Dolmans MM, et al. Blood. 2010; 116: 2908-14 [PMID: 20595517]
7) Donnez J, et al. Fertil Steril. 2013; 99: 1503-13 [PMID: 23635349]
8) Donnez J, et al. Lancet. 2004; 364: 1405-10 [PMID: 15488215]
9) Donnez J, et al. N Engl J Med. 2017; 377: 1657-65 [PMID: 29069558]

（堀江　昭史）

総論 4 生殖補助医療に関するリスクは？

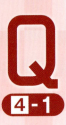

排卵誘発を行うことで起こりうるリスクは？

- ▶排卵誘発を行うことで，卵巣過剰刺激症候群(OHSS)になることがある。
- ▶ホルモン受容体陽性乳がんなどの場合，複数の卵胞が発育することで高エストロゲン状態となり，悪性腫瘍へ悪影響を及ぼす可能性がある。
- ▶採卵までに時間を要する場合には，悪性腫瘍の治療開始が遅延する可能性がある。

解説

　近年，悪性腫瘍の治療の進歩から担がん患者の治療後の生存者も増え，若年未婚女性の妊孕性温存のための医学的卵子凍結は，本邦でも一般的な治療となった。ただし，複数の細胞からなる胚の凍結とは大きく異なり，単一細胞である卵子の凍結後の妊娠率は高くはなく，融解卵子1個あたりの妊娠率は4.5〜12％で[1]，年齢によっても大きく異なる[2]。そのため，がん治療開始前に複数の卵子を採取するために排卵誘発が必須であるが，その最大のリスクはOHSSである。その病態は，過排卵刺激後の複数の発育卵胞から分泌される血管内皮細胞増殖因子(VEGF)などの血管作動因子による血管透過性の亢進であり，サードスペースに血漿成分が移行し，腹水や胸水の貯留と血液濃縮が起きる。重症化すると生命の危険もあり，特に悪性腫瘍の影響で血栓傾向がある場合には注意が必要である。卵子凍結でOHSSのリスクがある場合は，VEGFを抑制するカベルゴリンを投与し予防することを勧める[3]。

　また，医学的卵子凍結の排卵誘発における特有の問題は，ホルモン受容体陽性乳がんなどの場合に，排卵誘発後に高エストロゲン状態となり，腫瘍へ悪影響を及ぼす可能性である。それを回避する方法として，乳がんにおいて，乳がん治療薬である選択的エストロゲン受容体モジュレーターのタモキシフェンやアロマターゼ阻害薬のレトロゾールを排卵誘発剤として用いることができる。

　Oktayらは，乳がん患者に対しタモキシフェン(60 mg/日)＋FSH製剤(150単位/日)連続投与とレトロゾール(5 mg/日)＋FSH製剤(150単位/日)連続投与による排卵誘発を行い，比較している[4]。タモキシフェン群とレトロゾール群でそれぞれ血清エストラジオール(E_2)値は1,182±271 pg/mL，380±57 pg/mLであり，採取成熟卵子数は5.1±1.1個，8.5±1.6個と有意にレトロゾール群でE_2値が低く，採取卵子数が多かった。さらに，レトロゾール＋FSH製剤で排卵誘発を行っても，排卵誘発を行わなかった対照群と比較し，その後の生存率が変わらなかったことも前方視的に確認している[5]。レトロゾール＋FSH製剤の連続投与に

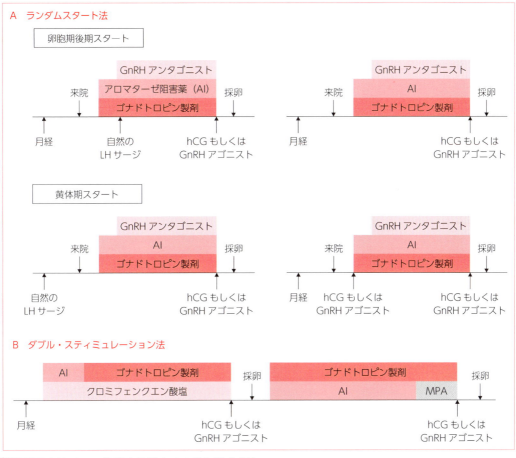

▶図9　採卵までの期間を短縮させる排卵誘発方法　　　　　　　　　　（文献6，7より引用）

よる排卵誘発は，自然排卵時と変わらないE_2値で十分な卵子採取が可能で，ホルモン受容体陽性腫瘍をもつ女性でも安全に採卵を行うことが可能である。

さらに，腫瘍の進行度によっては早急な治療開始が必要で，次の月経周期を待つことができない場合がある。その場合にはランダムスタート法が必要となる[6]。方法は以下の通りである。

A. ランダムスタート法（図9-A）

卵胞期後期スタート：ゴナドトロピン製剤の連続投与で排卵誘発を開始し，主席卵胞に伴うLHサージの有無にかかわらず次席卵胞が12 mm以上であることを確認し，GnRHアンタゴニスト製剤の併用を開始し，卵胞が十分に発育した後に採卵する。

黄体期スタート：診察時に主席卵胞が18 mm以上であれば排卵誘起を行い，黄体期を確認しゴナドトロピン製剤で排卵誘発を開始し，次席卵胞が12 mm以上であることを確認し，GnRHアンタゴニスト製剤を併用し，卵胞が十分に発育した後に採卵する。

B. ダブル・スティミュレーション法（図9-B）

初回の採卵で獲得卵子数が不十分な場合，1周期で2回採卵するダブル・スティミュレーション法もある[7]。方法は，クロミフェンクエン酸塩による卵胞発育と排卵抑制効果を用いて連続投与を行い，同時にレトロゾールを4日間投与し，その後にゴナドトロピン製剤を連続

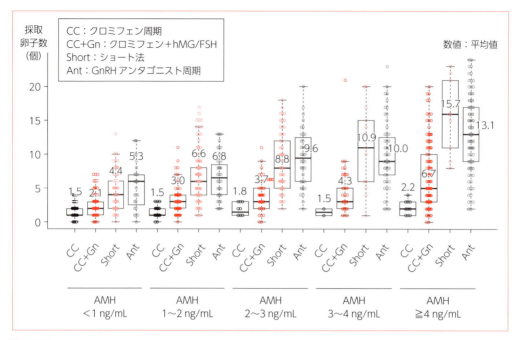

▶図10 AMHと排卵誘発別の採取卵子数　　　　　　　　　　　　（文献8より引用）

投与（150単位/日）し，十分な卵胞発育を確認し採卵する．この時に10mm以下の卵胞は穿刺吸引しない．採卵後はレトロゾール連続投与でE_2値を抑えながら，ゴナドトロピン製剤の連続投与（225単位/日）を開始し，誘発開始10〜12日目に卵胞が14mm以上に達していることを確認し，続発するpremature LHサージを抑制する目的でメドロキシプロゲステロン酢酸エステル（MPA）（10mg）を開始し，採卵する．これにより短期間で少しでも多くの卵子を採取することができる．

　上記を踏まえ，悪性腫瘍の治療開始前に何個の卵子獲得を目指すか，患者と原疾患担当医と相談する必要がある．がん治療までに時間的な猶予があればAMHの測定を行って，患者の卵巣予備能を予測し，図10をもとに卵巣刺激法によって採取卵子数を予測することも可能である[8]．ただし，1回の採卵で卵子が15個以上になると妊娠率が低下し[9]，20個以上では早産，低出生体重児の発症率が増加する報告がある[10]．卵子凍結における安全性と妊娠率の向上を目指して，至適な排卵誘発方法を相談することが重要である．

参考文献

1) Practice Committee of American Society for Reproductive Medicine. Fertil Steril. 2013; 99: 37-43 [PMID: 23083924]
2) Borini A, et al. Fertil Steril. 2010; 94: 1662-8 [PMID: 20047739]
3) Tang H, et al. Cochrane Database Syst Rev. 2012; (2): CD008605 [PMID: 22336848]
4) Oktay K, et al. J Clin Oncol. 2005; 23: 4347-53 [PMID: 15824416]
5) Oktay K, et al. J Clin Endocrinol Metab. 2006; 91: 3885-90 [PMID: 16882752]
6) Cakmak H, et al. Fertil Steril. 2013; 100: 1673-80 [PMID: 23987516]
7) Kuang Y, et al. Reprod Biomed Online. 2014; 29: 684-91 [PMID: 25444501]
8) 竹田 省，田中 温，黒田恵司 編集．データから考える不妊症・不育症治療．メジカルビュー社，東京，2017, pp142-147
9) Sunkara SK, et al. Hum Reprod. 2011; 26: 1768-74 [PMID: 21558332]
10) Sunkara SK, et al. Hum Reprod. 2015; 30: 1473-80 [PMID: 25883033]

（黒田 恵司）

総論 4　生殖補助医療に関するリスクは？

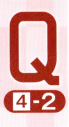

体外受精（採卵）および胚移植に伴うリスクについてどのような説明をすべきか？

- ①調節卵巣刺激（COS）に伴うリスク，②採卵に伴うリスク，③胚移植に伴うリスク，④妊娠に伴うリスク，⑤がん・生殖医療における妊孕性温存に伴うリスクに分けて説明する必要がある（表8）。
- がん・生殖医療における患者に対するインフォームド・コンセントの際，生殖補助医療（ART）実施時にはリスク（副作用，合併症）に関する情報を提供することが重要である。また，精神的な負担も大きいことを医療者側は理解し，心理的介入も考慮する。

解説

　がん・生殖医療では，限られた期間でのARTにおける妊孕性温存療法を求められるため，COSを行い複数個の卵子を採取することが多い。卵巣過剰刺激症候群（OHSS）は，最も注意を要する医原性の合併症である。OHSSは排卵誘発剤（内服，注射）の投与により卵胞が過剰に発育し，採卵後に卵巣腫大，腹水貯留などによる多彩な症状（腹部不快感，悪心・嘔吐，乏尿，呼吸困難）を呈する症候群である。稀に深部静脈血栓症など，生命に関わる重篤な疾患（肺塞栓，脳梗塞など）も合併する。

　採卵は経腟超音波ガイド下に行うが，血管損傷のリスクを軽減するため，血管が識別できるカラードプラ装置の使用が望ましい。一定の痛みを伴うので，静脈麻酔や局所麻酔が行われることが多い。麻酔の副作用を考慮し，緊急時に対応できるよう準備しておく必要がある。また，採卵に伴うリスクとして腟壁出血，卵巣や骨盤内血管からの腹腔内出血，膿瘍形成を含む骨盤内感染症，卵巣の茎捻転や膀胱，尿路，腸管などの他臓器損傷などが挙げられる。重篤な合併症の発生頻度として，腹腔内出血（0.4％以下），感染（1.1％以下），卵巣の茎捻転や臓器損傷等その他（0.6％以下）の報告がある[1]。採卵によって合併症が発症すれば，がん治療への影響も考えられるため，採卵前後を含めて十分な管理が必要である。また，卵巣がんに対して標準的治療に基づいた妊孕性温存療法を行った症例で片側卵巣にがん病変があった場合，対側卵巣での採卵を施行することががん組織を穿破あるいは腟壁などに播種させる危険性が懸念される[2]。境界悪性卵巣腫瘍や *BRCA1* あるいは *BRCA 2* に遺伝子変異があるような場合，卵巣へのがん転移のリスクがある腫瘍でも同様の播種の危険が伴う可能性がある。

　胚移植に伴うリスクとしては，疼痛，出血，感染などがあるが，採卵に比べると低侵襲な手技である。

　また，患者にはCOS，採卵，移植，妊娠成績，その後についても理解してもらう必要がある。COSを行っても複数の卵胞が育たない周期，採卵ができない可能性，卵子を採取できない可能

▶表8　がん患者の妊孕性温存におけるリスク

リスクの種類	主な合併症・副作用
COSに伴うリスク	OHSS
採卵に伴うリスク	疼痛 麻酔による副作用 腟壁出血 腹腔内出血 膿瘍形成を含む骨盤内感染症 他臓器損傷 卵巣のがん組織の穿破あるいは腟壁などへの播種
胚移植に伴うリスク	疼痛，性器出血，感染
妊娠に伴うリスク	異所性妊娠，多胎妊娠，ART妊娠による周産期合併症
がん・生殖医療における妊孕性温存に伴うリスク	限られた期間での妊孕性温存 がん再発のリスク 精神的負担の増大

性がある。卵子採取後，受精や胚発育の過程で，移植胚に至る数は減少する。凍結保存した卵子や胚は，融解での損傷のリスクがある。妊娠率・流産率は採卵時の年齢に依存すること，妊娠時合併症は移植年齢に依存することなどを説明しなければならない。

　2007年の本邦の報告では，ART妊娠で出生した先天異常の発生率は，体外受精(1.12%)，顕微授精(1.68%)および凍結融解胚(1.47%)であり，現在までのところ，自然妊娠と変わらないと報告されている[3]。しかし，ART(特に顕微授精)においては児の染色体異常の頻度がやや高くなるとの報告が散見される。またART妊娠では自然妊娠と比較して，妊娠高血圧症候群，妊娠糖尿病，前置胎盤，常位胎盤早期剥離，分娩時出血，帝王切開分娩，早産，低出生児の出生が増加すると報告されている[4]。判明されていないこともあるため，生まれてきた子どもたちの長期間の経過観察とデータ収集は今後も続けていく必要がある。

　ARTと婦人科がん発症の関連は2015年にSART CORSから報告されており，5年近くフォローアップしたコホート研究の結果，卵巣がん，乳がん，その他の女性生殖器関連がんを増加しなかった[5]。しかし，がん・生殖医療の妊孕性温存療法では状況が異なるため，明確なエビデンスは乏しい。

　がん再発のリスクは，がんの種類や術後治療により異なるため，移植の許可の時期や妊娠管理にも十分に配慮する必要がある[2]。がんサバイバーの妊娠では，早産児，低出生体重児の割合が増加したという報告もみられ，がん治療自体が周産期合併症のリスクを増大させる可能性がある[6]。

　ARTが不安およびうつ状態と関連するかという調査では，妊娠していない女性に比べ妊娠した女性は不安，うつ状態スコアが低い傾向にあった[7]。また，心理的介入がARTの成績を向上させるという報告もある[8]。

　突然宣告されたがんについて治療選択を迫られるなか，妊娠できる可能性を残すために，生殖医療について短期間に理解し決断することは困難で精神的な負担が大きい。生殖可能年齢のがん患者の意思決定において，適切な情報提供は患者の意思決定における葛藤を減少させるとPeateらは報告している[9]。不妊患者と違い，がん患者は，ステップアップを経験せず体外受

精を行うため，ARTに対する抵抗感や戸惑いを感じることが多い。事前の丁寧な説明や心理的負担感への配慮が求められるため，カウンセリングなど心理的介入を適宜行うことが重要である。

1) 日本生殖医学会 編. 生殖医療の必修知識 2017. 日本生殖医学会, 東京, 2017
2) 日本癌治療学会 編. 小児, 思春期・若年がん患者の妊孕性温存に関する診療ガイドライン 2017年版. 金原出版, 東京, 2017
3) 吉村泰典. 生殖医療の未来学―生まれてくる子のために―. 診断と治療社, 東京, 2010, pp26-44
4) Qin J, et al. Fertil Steril. 2016; 105: 73-85. e1-6 [PMID: 26453266]
5) Luke B, et al. Fertil Steril. 2015; 104: 1218-26 [PMID: 26271227]
6) Anderson C, et al. JAMA Oncol. 2017; 3: 1078-84 [PMID: 28334337]
7) Purewal S, et al. Reprod Biomed Online. 2018; 36: 646-57 [PMID: 29622404]
8) Frederiksen Y, et al. BMJ Open. 2015; 5: e006592 [PMID: 25631310]
9) Peate M, et al. J Clin Oncol. 2011; 29: 1670-7 [PMID: 21444865]

(川井 清考)

総論 4　生殖補助医療に関するリスクは？

Q4-3 卵巣組織凍結保存におけるがん細胞混入のリスクは？

- 血液がんや肉腫などでは，がん細胞混入〔微小残存病変（MRD）〕を有する可能性がある。
- MRD を確認する方法として，組織学的検査，免疫組織化学検査，高感度PCR，次世代シークエンス，また，重症複合免疫不全症（SCID）マウスに凍結卵巣組織の一部を移植し，がん細胞の増殖の有無を確認する方法が挙げられる。
- MRD を診断する方法はいまだ確立しておらず，継続して検討されている。
- 凍結卵巣組織は融解後卵巣組織培養により成熟卵子を獲得後，その卵子を用いて生児を獲得することができれば，すべてのがん種が卵巣組織凍結の適応となる。今後，卵巣組織培養の発展が期待されている。

解説

　小児・思春期・若年成人（AYA）世代がん患者に対する，新しい妊孕性温存療法である卵巣組織凍結・移植によって，世界で初めて生児獲得の成果が 2004 年に報告[1]されて以来，本技術は徐々に進歩し，現在，技術的に確立しつつある。しかしながら，凍結融解・移植後に卵巣内に残存する MRD の再移入の危険性から，卵巣内にがん細胞の存在が想定される造血器腫瘍〔急性リンパ性白血病（ALL）など〕や卵巣がんなどは，卵巣組織凍結・移植の禁忌となっている。2008 年，慢性骨髄性白血病（CML）患者の凍結卵巣片に高感度 RT-PCR によってがん細胞の存在が確認されたとする MRD に関する報告があり[2]，安全性を担保するため，がん細胞が迷入した卵巣片を検出するための高感度マーカーが必要であると Meirow らは強調している。2011 年にドイツ語圏のがん・生殖医療ネットワークである FertiPROTEKT[3]から，また 2012 年には，国際妊孕性温存学会（ISFP）[4]から卵巣組織凍結に関する指針が報告されており，2016 年に Rauff らは，卵巣に転移する可能性を有するがんや白血病などが MRD の可能性が高い疾患として挙げられ，乳がんやホジキンリンパ腫などは MRD の可能性が低い疾患であると報告している（表9）[5]。

　成人における白血病など，造血幹細胞移植が治療選択となる血液がんでは，造血幹細胞移植前に卵巣組織凍結を実施しなければ，治療後 80％の確率で早発卵巣不全（POI）になるとの報告があり[6]，移植後の卵巣組織凍結は推奨されていない。一方，小児においては，卵巣内原始卵胞数が多いため，造血幹細胞移植前，前処置の化学療法後であったとしても卵巣内原始卵胞の残存数は多く期待でき，卵巣組織凍結が実施可能と考えられている[7]。日本癌治療学会編集の『小児，思春期・若年がん患者の妊孕性温存に関する診療ガイドライン 2017 年版』によれば，小児期においてプロカルバジンを含むホジキンリンパ腫に対する化学療法，性腺あるいは

▶表9　卵巣組織凍結および融解移植のリスク

低リスク	中リスク	高リスク
乳がん(Stage：Ⅰ〜Ⅱ) 子宮頸がん(扁平上皮癌) ホジキンリンパ腫 骨肉腫 横紋筋肉腫 ウィルムス腫瘍	乳がん(Stage：Ⅲ〜Ⅳ) 直腸がん 子宮頸部腺癌 非ホジキンリンパ腫 ユーイング肉腫	白血病 神経芽細胞腫 バーキットリンパ腫 顆粒膜細胞腫

(文献5より引用)

骨盤腔を照射野に含む放射線治療，造血幹細胞移植施行例は妊孕性温存の対象となり[8]，また欧州骨髄移植学会(EBMT)では，妊孕性を損なう可能性がある治療を必要とする疾患においては，卵巣組織凍結が有用であると述べている[9]。

2018年，Shapiraらによって世界で初めて急性骨髄性白血病(AML)患者における卵巣組織凍結および融解移植後の生児獲得が報告された[10]。この報告によれば，患者は19歳時にAMLに罹患し，化学療法後寛解に至り卵巣組織凍結を実施，その後，造血幹細胞移植が施行された。AMLは寛解したが，血中ゴナドトロピン値はFSH 116 mIU/mL，LH 88 mIU/mLと閉経パターンを示したため，ホルモン補充療法が開始された。患者が32歳となり婚姻後挙児希望があったため，凍結後13年が経過した凍結卵巣の融解移植が検討され，移植実施前に凍結卵巣組織のMRDの有無が検討された。免疫組織化学染色を含む組織学的検査が実施され，白血病関連遺伝子の検出確認のため次世代シークエンスが施行された。またSCIDマウスに融解卵巣片を移植し，6カ月間の観察期間後に移植卵巣片に対する免疫組織化学染色を含む組織学的検査が実施された。その結果，MRDが検出されなかったことから，凍結卵巣の融解($1\times1\times1$ mm^3)がなされ，融解後卵巣片が6片移植された。凍結卵巣の融解・移植を受けた患者は体外受精にて生児を獲得している(表10)。

Dolmansらは，2016年に48例の骨軟部腫瘍患者の摘出卵巣におけるMRDの報告をしている[11]。凍結融解卵巣組織は，パラフィン固定後に免疫組織化学染色を含む組織学的検査が実施され，また卵巣組織からRNA抽出後，RT-PCRにて特異的な分子発現の有無が検討された結果，融解卵巣組織内にMRDは検出されなかった。一方，Andersenらは2014年に，ユーイング肉腫患者において凍結卵巣組織内のMRDをRT-PCRにて検出した報告をしている[12]。2015年にJensenらは，卵巣組織凍結融解・移植後の再発症例を経験したが，凍結卵巣の融解・移植によるMRDが原因で死亡した症例はいまだないと報告した[13]。

いずれの方法にしても，使用できる検体は摘出卵巣の一部分のみであり，その検体にMRDの存在が否定されたとしても，残る大部分の卵巣片にMRDがないという証明にはならない。さらに，検査の検体として使用した卵巣片は，移植で使用することはできないという問題がある。近年，凍結卵巣組織から細胞解離を目的とする市販キットにより細胞を単離し，解離後の細胞生存率を向上させ，卵巣から解離後に得られる細胞懸濁液のマルチパラメータフローサイトメトリー(MFC)分析を容易にすることが試みられており，MFCは自家移植前の卵巣におけるMRD研究に応用できるかどうか検討されている[14]が，いまだ技術確立はされていない。

▶表10 卵巣組織内における白血病細胞の有無

症例			病巣組織			凍結卵巣組織		
著者	白血病	症例数(例)	分子標的マーカーにて確認(例)	HE染色免疫組織化学染色	PCR(+)	肉眼的評価	顕微鏡的評価	PCR(+)
Meirow, 2008	CML	2	2	0	1	―	―	―
Dolmans, 2010	CML, AML	18	16	0	9	4	5	―
Rosendahl, 2010	CML, ALL, AML	26	8	0	6	―	―	―
Greve, 2012	CML, ALL, AML	25	7	―	2	0	0	0
Dolmans, 2013	CML, ALL, AML	45	―	3	―	―	―	―
Soares, 2017	CML, ALL, AML	12	9	1	6	2	―	―

(文献10より引用)

　MRDを防ぐ方法としては，①IVG-IVM[15]，②人工卵巣技術，③iPS細胞からの成熟卵子の作出，などが挙げられる。①2018年にMcLaughlinらは，ヒト卵巣を用いて凍結卵巣組織を融解後培養し，MⅡ卵子の作出に成功したと報告[15]し，②ChitiやLarondaらが人工卵巣の確立を目指しており，既に動物実験では卵胞形成に成功したと報告した[16,17]。③Morohakuらはマウスの始原生殖細胞(PGCs)を培養し，成熟卵子を得て産仔を得たと報告しており[18]，これらの技術によって，MRDが凍結卵巣組織内にあったとしても，MⅡ卵子を得ることが可能となる。卵巣体外培養による成熟卵子の獲得が確実な技術となれば，MRDのリスクを回避することができ，現在禁忌となる患者にも卵巣組織凍結・融解移植の適応が広がり将来生児獲得につながる可能性があり，本技術の発展が急務である。

参考文献

1) Donnez J, et al. Lancet. 2004; 364: 1405-10 [PMID: 15488215]
2) Meirow D, et al. Hum Reprod. 2008; 23: 1007-13 [PMID: 18344563]
3) von Wolff M, et al. Arch Gynecol Obstet. 2011; 284: 427-35 [PMID: 21431846]
4) ISFP Tractice Committee, et al. J Assist Reprod Genet. 2012; 29: 465-8 [PMID: 22648282]
5) Rauff S, et al. Expert Opin Biol Ther. 2016; 16: 285-9 [PMID: 26756889]
6) Meirow D, et al. Clin Obstet Gynecol. 2010; 53: 727-39 [PMID: 21048440]
7) Fabbri R, et al. Obstet Gynecol Int. 2012; 2012: 910698 [PMID: 22518166]
8) 日本癌治療学会 編．小児，思春期・若年がん患者の妊孕性温存に関する診療ガイドライン2017年版．金原出版，東京，2017
9) Balduzzi A, et al. Bone Marrow Transplant. 2017; 52: 1406-15 [PMID: 28737775]
10) Shapira M, et al. Fertil Steril. 2018; 109: 48-53 [PMID: 29198847]
11) Dolmans MM, et al. Hum Reprod. 2016; 31: 2292-302 [PMID: 27591237]
12) Andersen CY, et al. J Assist Reprod Genet. 2014; 31: 1567-8 [PMID: 25304113]
13) Jensen AK, et al. Hum Reprod. 2015; 30: 2838-45 [PMID: 26443605]
14) Zver T, et al. J Assist Reprod Genet. 2015; 32: 1263-6 [PMID: 26139154]
15) McLaughlin M, et al. Mol Hum Reprod. 2018; 24: 135-42 [PMID: 29390119]
16) Chiti MC, et al. Mol Hum Reprod. 2017; 23: 381-92 [PMID: 28333304]
17) Laronda MM, et al. Nat Commun. 2017; 8: 15261 [PMID: 28509899]
18) Morohaku K, et al. Proc Natl Acad Sci USA. 2016; 113: 9021-6 [PMID: 27457928]

（杉下 陽堂，鈴木 直）

総論 5　患者への意思確認の際，留意すべきことは何か？

Q 5-1　生殖医療担当医は，がん患者の疾患に関して，どのような情報を原疾患担当医から得ることが妥当か？

A
▶生殖医療担当医によるインフォームド・コンセントの取得ならびに円滑な治療計画の立案のため，原疾患担当医から表11の内容の情報提供を依頼する。

解　説

　生殖医療担当医が，がん患者に対して，これから予定される治療が生殖機能に与える影響と妊孕性温存処置に関する説明を行う場合，患者個別の状況を把握した上で，患者の自己決定に必要な情報および選択可能な治療法を提示することが求められる。そのためには，原疾患担当医と事前に密にコミュニケーションをとって生殖医療担当医に必要な情報を提供してもらうことが重要である[1-3]。本項では，生殖医療担当医に対するアンケート調査（Appendix 1，92頁参照）を念頭に置いて，妊孕性に関するコンサルテーションが必要な症例を紹介される場合に原疾患担当医から取得すべき情報を検討した。

　まず，原疾患の状況について，診断名，原発部位，進行期，病理所見などの腫瘍学的情報，そこから予想される予後（生命予後や再発リスク）に関して原疾患担当医の意見を求める。乳がんの場合には，ホルモン受容体やHER2発現の有無が治療方針に影響を与えるため，紹介時点で判明していれば確認しておく。また，治療内容に影響する特殊な組織型などは把握しておく。

　予定される治療内容は詳細に伝えてもらうようにする。治療は手術療法，放射線治療，抗がん薬による化学療法に大別されるが，手術療法では，手術操作が中枢を含めた生殖・内分泌臓器に及ぶ場合，処置の解剖学的部位・範囲を知っておく必要がある。放射線治療が適用される場合は，照射域と線量を確認する。視床下部・下垂体を含む頭蓋領域あるいは骨盤領域が照射野となる場合は，放射線治療医への詳細なコンサルトも必要になる。化学療法では，選択されるレジメン，薬剤，投与量を伝えてもらい，卵巣機能低下のリスクを評価する。

　それぞれの治療の予想開始時期を知らせてもらう。血液疾患では多くの場合，治療開始までの猶予は短い。手術療法が先行する疾患の場合は，術後療法の開始までの時間的猶予，開始時期の遅延可能期間を呈示してもらう。術前化学療法が必要な場合には治療開始までの猶予期間が短いため，その必要性を知らせてもらう。

▶表11 妊孕性温存療法を行う際に必要な情報

原疾患の状況	進行期，病理所見(組織型，ホルモン感受性の有無など)
予定される治療内容	手術，放射線，抗がん薬，その他 　　手術：部位・範囲(術式) 　　放射線：照射領域，線量 　　抗がん薬：薬剤名，総投与量
予定される治療の開始時期・スケジュール	遅延可能期間
既往歴	再発か初発か，前治療の有無，治療内容
患者背景	年齢，月経歴，結婚歴(パートナーの有無)，住所(アクセス性)，就業・就学，妊孕性温存への期待度
原疾患担当医の見解	予後，妊孕性温存の適否，妊娠時の留意点，患者・家族への説明内容

　予定される補助療法の継続期間，また治療終了後から妊娠が許可できるまでにどの程度の期間が必要か，おおよその見通しを伝えてもらう。乳がんに対するホルモン療法は長期にわたるため，施行予定を把握し，患者の臨床・社会的背景を照らし合わせて妊孕性温存の適否を判断する。妊娠した場合に，原疾患および補助療法が妊娠に及ぼす影響があるかどうかも，あらかじめ患者に伝えておいたほうがよい情報である。

　妊孕性温存が安全かつ効果的に施行可能なのか，患者の全身状態や各種検査所見を知らせてもらう。身体所見，一般的検査結果，感染症の有無，合併症の有無など，妊孕性温存に伴う排卵誘発や採卵術などの観血処置，あるいは麻酔が許容される状態か，原疾患担当医からの意見を得るとよい。

　これまでの治療歴(経過)は妊孕性温存の適否に影響するため，把握しておく必要がある。初発か再発か，これまでに性腺・生殖器に影響を及ぼす治療を受けたことがあるか，卵巣毒性のある抗がん薬の使用既往がある場合にはコンサルトの時点での卵巣予備能が極度に低下している可能性があるため，過去に治療を受けた年齢や投与量・期間の情報は重要である。

　また，結婚歴やパートナーの有無，妊孕性温存への期待度，居住地からのアクセス性，就学や就労状況がわかっている場合は，あらかじめ紹介時に情報提供がなされていると生殖医療を担当する側にとっても有用で診療計画を立てやすい。

　生殖医療を担当する側から説明を行う場合，原疾患担当医により原疾患やその治療内容についてどこまで患者に説明(告知)がなされ，また，妊孕性への影響について，紹介に至るまでにどのような説明がなされたか，経過を伝えてもらえると，説明内容に齟齬が生じることが少なくなり，その後の患者との関係性の形成や妊孕性温存処置へスムーズに移行することができる。

　原疾患担当医から妊孕性に関するコンサルテーションを受ける場合に，生殖医療側が欲する情報を書式として準備し(Appendix 1，92頁参照)，事前に原疾患担当医に周知・配布しておくと，原疾患担当医から生殖医療担当医への円滑な引き継ぎの一助となる。

参考文献
1) 日本癌治療学会 編．小児，思春期・若年がん患者の妊孕性温存に関する診療ガイドライン2017年版．金原出版，東京，2017
2) Loren AW, et al. J Clin Oncol. 2013; 31: 2500-10 [PMID: 23715580]
3) Ethics Committee of American Society for Reproductive Medicine. Fertil Steril. 2013; 100: 1224-31 [PMID: 24094423]

（北島 道夫）

総論 5 患者への意思確認の際，留意すべきことは何か？

Q 5-2 がん治療による不妊のリスクや治療後の妊孕性温存療法の安全性について，どのように説明すべきか？

A
- 抗がん薬は薬剤により卵巣毒性を示すが，一過性に卵巣機能低下を及ぼす場合と，改善なく最終的には早発卵巣不全に至る場合がある。
- 放射線治療は子宮・卵巣に対して影響を及ぼし，妊孕性を低下させる。
- 化学療法は次世代への催奇形性を引き起こす可能性があり，治療終了後に避妊期間を設けることが推奨される。
- 放射線治療の次世代への影響は，明らかとなってはいない。

解　説

　米国臨床腫瘍学会(ASCO)による，化学療法および放射線治療による性腺毒性のリスク分類[1]が日本癌治療学会編集の『小児，思春期・若年がん患者の妊孕性温存に関する診療ガイドライン2017年版』(14〜15頁)に掲載されている[2]。そこでは，治療プロトコールや薬物投与量による妊孕性への影響をリスク分類している。

　抗がん薬はその薬剤の種類によって，卵子および卵巣機能に大きく影響するものと，ほとんど影響しないものがある。現在，研究にて卵巣毒性の機序が明らかとなっているのは，シクロホスファミドに代表されるアルキル化薬，シスプラチンなどの白金製剤，ドキソルビシンなどのアントラサイクリン系薬剤，そしてイリノテカン，エトポシドなどのトポイソメラーゼ阻害薬の4種である[3]。また，卵子および卵巣機能に影響を与える場合であっても，卵巣内の卵子に直接的影響を与える薬剤と，顆粒膜細胞などの卵子の支持細胞に作用し間接的影響を及ぼすものがある[4]。前者は卵子数の減少を引き起こし，卵巣機能低下が永続的となり回復不可能であるのに対し，後者は成熟卵胞に限定的に影響を及ぼして卵胞発育を障害するが，影響は一時的であり，化学療法終了後一定期間の無月経の後に卵巣機能も回復することが多い。

　一方，放射線照射は子宮・卵巣両臓器に影響を及ぼしている。Dillonらは，骨盤照射の妊孕性に関するリスクを3段階に分類している（表12）[5]。子宮への影響では，放射線照射が子宮自体の萎縮や線維性変化を引き起こすことにより，流早産リスクの増加と低出生体重児，胎盤異常，胎児・新生児死亡といった周産期リスクの増加につながるとされる[6,7]。

　また，放射線照射の卵巣への影響については，直接的に卵巣自体へ影響を与え，原始卵胞数の減少を引き起こし卵巣機能低下をきたす場合と，視床下部や下垂体への照射によりゴナドトロピンの分泌能が障害され，間接的に卵巣機能不全をきたす場合がある[8]。

　がん治療後の妊孕性温存療法の安全性については，次世代への影響を考慮する必要がある。まず，化学療法については，薬剤の胎児への催奇形性を考えなければならない。治療後の妊娠

▶表12 小児・若年女性に対する放射線治療と妊孕性低下因子

リスクレベル	放射線治療
高	・10 Gy を超える全骨盤照射 ・視床下部下垂体への放射線照射 ・造血幹細胞移植 ・放射線全身照射
中	・5～10 Gy の全骨盤照射
低	・5 Gy 未満の全骨盤照射

低リスク：＜5 Gy，中リスク：5～10 Gy，高リスク：≧10 Gy　　　　（文献5より引用）

可能時期に関するエビデンスは乏しいが，薬剤の代謝・排出を考慮した胎児への影響と治療終了直後の再発の可能性を勘案して，一般に6カ月～1年間の避妊期間を設けることが推奨されている。しかし，化学療法終了直後の卵子や卵巣の採取が，児の予後にどのように影響を及ぼすのかについては根拠は乏しく，実施にあたっては十分な説明と慎重な追跡・管理が必要である[2]。

一方，放射線治療の次世代への影響については，大規模調査の結果，妊娠前の両親のいずれかの性腺（女性の場合は卵巣）が放射線被曝を受けたとしても，がんや先天異常のリスクは増加しない[9]とされている。しかし，子宮への影響については注意が必要である。子宮萎縮や線維化などの子宮機能不全に至った場合には，その変化は不可逆的な妊孕性の廃絶となる。このような患者に対しては，妊孕性温存療法を行わないことも選択肢としてありうる。本邦では代理懐胎が制度上認められないため，十分な心理社会的支援を行いつつ，養子縁組を含めた情報提供を行っていく必要がある。

参考文献

1) Loren AW, et al. J Clin Oncol. 2013; 31: 2500-10 [PMID: 23715580]
2) 日本癌治療学会 編．小児，思春期・若年がん患者の妊孕性温存に関する診療ガイドライン 2017 年版．金原出版，東京，2017
3) Morgen S, et al. Hum Reprod Update. 2012; 18: 525-35 [PMID: 22647504]
4) Ben-Aharon I, et al. Reproduction. 2012; 144: 153-63 [PMID: 22653316]
5) Dillon KE, et al. Curr Treat Options Oncol. 2012; 13: 161-73 [PMID: 22422325]
6) Critchley HO, et al. Hum Fertil (Camb). 2002; 5: 61-6 [PMID: 12082209]
7) Signorello LB, et al. J Natl Cancer Inst. 2006; 98: 1453-61 [PMID: 17047194]
8) Rappaport R, et al. J Clin Endocrinol Metab. 1982; 54: 1164-8 [PMID: 6804477]
9) Adriaens I, et al. Hum Reprod Update. 2009; 15: 359-77 [PMID: 19151106]

〔大野田 晋，杉本 公平〕

各論

各論 **1** 疾患別の対応と情報提供の方法は？

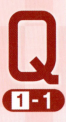

挙児希望を有する乳がん患者に勧められる妊孕性温存療法には，どのようなものがあるか？

▶ Stage 0～Ⅲの乳がん患者に対して，妊孕性温存を考慮する。
▶ パートナーがいない場合，卵子凍結保存が考慮され，パートナーがいる場合，胚凍結保存が推奨される。
▶ 卵巣組織凍結保存は研究段階であるものの，卵子または胚凍結保存までの時間的猶予がない場合や思春期前など排卵誘発が困難な場合，パートナーの有無にかかわらず施行可能施設において考慮される。

解説

　乳がんは成人女性のがん罹患率第1位で，年間1万人の生殖可能年齢の乳がん患者が発症している。このため，実際に妊孕性温存を希望する女性の原疾患の多くが乳がんである。

　妊孕性温存を考慮する乳がん患者は，根治や長期予後が期待できるStage 0～Ⅲの患者である。これらの患者に対する標準治療は，手術に加え必要に応じて集学的治療が併用される[1]ため，乳がんの治療による妊孕性の低下の要因として手術の前後に施行される化学療法やホルモン療法が挙げられる。

　化学療法では投与される薬剤の種類と量により卵巣毒性が懸念される（日本癌治療学会編集『小児，思春期・若年がん患者の妊孕性温存に関する診療ガイドライン2017年版』61頁，表4-1を参照）[1]。術後化学療法の遅延期間はできうる限り短くすべきで，可能であれば術後4週間以内，遅くとも8～12週以内の開始が妥当と考えられる[1]。一方，妊孕性温存療法に伴う術前化学療法の開始遅延は容認されず，可及的速やかに妊孕性温存療法を行い，化学療法開始時期の遵守が勧められる[1]。調節卵巣刺激（COS）によるがん治療の遅れを短縮するためにランダムスタート法が提案され，従来法と比較し，刺激期間の微増とゴナドトロピン使用量の増加以外には，採卵数，成熟卵数，受精率には差を認めないと報告されている[2]。

　一方，ホルモン療法の投薬期間は5～10年と長期にわたるため，ホルモン療法終了時に患者の妊孕性が低下していることも十分にありうる。さらに，ホルモン受容体陽性乳がんでは，卵巣刺激によるホルモン環境の変化が乳がんに対して影響を与える可能性も懸念される。ホルモン受容体陽性乳がん患者へのCOSによる予後に対する影響は明らかになっていない。アロマターゼ阻害薬を併用して，エストロゲンの一過性上昇を緩和しながらCOSを行うことの有効性も報告されている[3]。

　以上の背景をもとに，乳がん患者の妊孕性温存の選択肢として，①卵子凍結保存，②胚凍結保存，③卵巣組織凍結保存が考慮される（表1）。

▶ 表1　妊孕性温存療法の選択肢

	卵子凍結保存	胚凍結保存	卵巣組織凍結保存
パートナー	不要	必要	問わない
治療期間	2〜6週間	2〜6週間	〜1週間
出産例	6,000例以上	多数	60例
特徴	・未婚でも可能	・最も成績が安定	・月経周期に依存しない ・多くの卵子を保管できる ・初経前でも可能 ・治療期間が短い
問題点	・卵子あたりの妊娠率が低い ・治療期間が長い	・既婚のみ ・治療期間が長い	・臨床研究段階 ・侵襲が大きい ・がん再発の可能性

　卵子凍結保存は，ASCOガイドライン2013 [4]より実験的手法から標準治療と改訂され，未婚女性の第一選択となった。融解卵子1個あたりの継続妊娠率は4.5〜12％にとどまっており，胚凍結と比較して成績が十分ではない。

　胚凍結保存は，既婚女性の妊孕性温存の第一選択と考えられる。

　卵巣組織凍結保存は，ASCOガイドライン2013および2018では臨床研究段階とされている [4, 5]。原始卵胞の保存数が多いこと，がん治療の遅れを最小限にとどめることができること，未婚女性や月経周期の確立していない小児にも適応できることなどのメリットがある。一方，凍結保存後に自家移植する卵巣組織内のがん組織の混入リスクを完全に否定することが困難なこと，採取と自家移植の2回の腹腔鏡下手術が必要なこと，生児獲得の報告が2017年6月までで130例 [5]にとどまっていることなどの問題もあり，現時点では慎重に適応を選択する必要がある。

参考文献
1) 日本癌治療学会 編．小児，思春期・若年がん患者の妊孕性温存に関する診療ガイドライン2017年版．金原出版，東京，2017
2) Cakmak H, et al. Fertil Steril. 2013; 100: 1673-80 [PMID: 23987516]
3) Reddy J, et al. Fertil Steril. 2012; 98: 1363-9 [PMID: 23058686]
4) Loren AW, et al. J Clin Oncol. 2013; 31: 2500-10 [PMID: 23715580]
5) Oktay K, et al. J Oncol Pract. 2018; 14: 381-5 [PMID: 29768110]
6) Donnez J, et al. N Engl J Med. 2017; 377: 1657-65 [PMID: 29069558]

（石川　智則）

各論 1 疾患別の対応と情報提供の方法は？

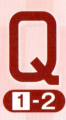

Q 1-2 挙児希望を有する白血病患者に勧められる妊孕性温存療法には，どのようなものがあるか？

A

急性白血病
- ▶ 思春期以降の女性に対しては，卵子あるいは胚凍結保存を行う。
- ▶ 思春期以前の女児に対しては，卵巣組織凍結が凍結保存としては唯一の選択肢であるが，白血病細胞の混入の危険性のために一般的には推奨されない。
- ▶ 妊孕性温存目的での GnRH アゴニストの使用は推奨されない。

慢性骨髄性白血病(CML)
- ▶ 分子標的治療薬の妊孕性への影響が不明であることを説明し，患者が妊孕性温存療法を希望する場合には，思春期以降の女性に対しては，卵子あるいは胚凍結保存を行う。

解説

　本項では，急性白血病，および骨髄増殖性疾患のなかで治療法が特徴的な CML 症例に対する妊孕性温存の際に注意すべき点について解説する。女性がん患者に対する生殖補助医療(ART)についての一般論ならびに GnRH アゴニストの使用については，総論を参照されたい。

◆急性白血病

　初発時には，数日内に少しでも早く化学療法を行うことが必要となるため，採卵までに最短2週間程度を必要とする卵子あるいは胚凍結保存を行うことは，現実的には難しい。また，易感染性，易出血性である場合には採卵そのものが困難となる。初回の標準化学療法では妊孕性は保たれることが多いので，治療後完全寛解を得たのち凍結保存を施行することになる[1]。

　また難治例，再発例に対する治療として造血幹細胞移植が行われる。強力な前処置を必要とする造血幹細胞移植が妊孕性に与える影響は大きく，不可逆的な妊孕性の障害が高率に生じる。また，強度減弱前処置(RIC)により妊孕性に与える影響が減弱するかも不明である[1]。したがって，造血幹細胞移植を施行する前には，原疾患の状態が許容すれば卵子あるいは胚凍結保存を検討する。また，移植前処置の全身放射線照射に対して，症例によっては卵巣遮蔽を考慮する場合もある[1]。

　卵巣組織凍結における最大の懸念事項は，凍結組織移植時の微小残存病変(MRD)の再移入リスクである。現時点で MRD を検出するための確立した手法がなく，MRD 高リスクである白血病に対しては，移植を前提とした卵巣組織凍結は勧められない[2]。しかし，将来的な技術の発展を期待して，移植を前提としない卵巣組織凍結保存が一部の施設で行われている[3]。

◆**慢性骨髄性白血病（CML）**

　標準治療は分子標的治療薬であるチロシンキナーゼ阻害薬である[4]。この薬剤の妊孕性への影響は不明である[2]ため，その旨を患者に説明し，希望があれば治療開始前の卵子あるいは胚凍結保存を考慮することが望ましい[1,5]。

1) 日本癌治療学会 編．小児，思春期・若年がん患者の妊孕性温存に関する診療ガイドライン 2017 年版．金原出版，東京，2017
2) Loren AW, et al. J Clin Oncol. 2013; 31: 2500-10 [PMID: 23715580]
3) Balduzzi A, et al. Bone Marrow Transplant. 2017; 52: 1406-15 [PMID：28737775]
4) 日本血液学会 編．造血器腫瘍診療ガイドライン 2013 年版．金原出版，東京，2013
5) Palani R, et al. Ann Hematol. 2015; 94(suppl 2): S167-76 [PMID: 25814083]

〔原田 美由紀，大須賀 穣〕

各論 1 疾患別の対応と情報提供の方法は？

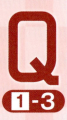

挙児希望を有する悪性リンパ腫患者に勧められる妊孕性温存療法には，どのようなものがあるか？

- ▶パートナーがいない女性患者では，卵子凍結保存が考慮される。
- ▶パートナーがいる女性患者では，胚凍結保存が推奨される。
- ▶パートナーの有無にかかわらず，卵巣組織凍結保存は臨床研究段階の技術であり，卵子または胚凍結保存までの時間的猶予がない場合や思春期前など排卵誘発が困難な場合，施行可能な施設において考慮される。
- ▶GnRHアゴニストは月経のコントロール目的に考慮されるが，妊孕性温存に対するエビデンスは否定されており，使用は推奨されない。

解説

　悪性リンパ腫の治療においては，標準化学療法に伴う影響は性腺毒性の低リスク群に分類されている。性腺毒性の低リスクに分類される治療（日本癌治療学会編集『小児，思春期・若年がん患者の妊孕性温存に関する診療ガイドライン 2017 年版』119 頁を参照）[1]では妊孕性が保たれる可能性が高い[2]。しかし，疾患の進行度などによって高リスクに分類されるアルキル化薬や造血幹細胞移植へと進む可能性があり，プロカルバジンを含むCOPP療法（シクロホスファミド，ビンクリスチン，プロカルバジン，プレドニゾロン）などの化学療法，性腺あるいは骨盤腔を照射野に含む放射線治療，造血幹細胞移植の前処置により，妊孕性は著明に低下するので注意が必要となる。しかしながら疾患の進行が早い，中〜高悪性度リンパ腫においては原疾患の治療を優先すべきであり，不必要に治療延期をすべきではない。このため，妊孕性温存のタイミングは治療開始前に限らないことを伝える必要がある。

　妊孕性温存療法については，卵子および胚凍結保存が第一選択となる。2015 年の日本産科婦人科学会の報告では，胚移植を行った全治療者の平均として，凍結融解胚の移植あたり約 29.6％の妊娠率，11.7％の出生率となっており[3]，凍結時年齢による差はあると思われるが，悪性リンパ腫患者においてもこれに準じた挙児可能性が期待される。

　パートナーがいる場合は，胚凍結保存が原則であるが，射精障害や無精子症などといった男性因子の関与する場合などもあり，卵子凍結保存も考慮しうる。

　卵巣組織凍結保存については臨床研究段階の技術であり，特に採卵行為ができない小児から思春期までの患者に適応があると考えられている。Dolmansらは，2012 年までに計 391 例の悪性疾患に対する卵巣組織凍結を報告しているが，そのうち 111 例に悪性リンパ腫患者が含まれている[4]。卵巣組織移植により生児を得た報告にも，悪性リンパ腫患者は少なくない[5]。2013 年に Rosendahl らは，33 例と少数例ではあるものの，移植された凍結卵巣組織による再発例はなかったと報告している[6]。さらに 2017 年には，デンマークの卵巣組織凍結

(15年間，全176例)の後方視的コホート研究が発表されたが，そのうち31例は悪性リンパ腫患者であった[7]。本邦においても2019年3月現在，全国33施設で行われている(日本がん・生殖医療学会Webサイト参照)[8]が，卵子凍結保存を行う時間的猶予のない患者において今後症例数の増加が予想される。卵巣組織凍結保存の利点は，卵子や胚の凍結に比べて保存が可能な卵子数がはるかに多く，妊孕性温存に有利となる可能性があることである。一方，最大の欠点は，凍結卵巣内の微小残存病変(MRD)の可能性であり，今後も慎重に検証し対応していく必要がある。

GnRHアゴニストについては，ランダム化比較試験(RCT)の結果，AMH，FSHレベルは両群で同等で，妊娠率にも有意差がなく，GnRHアゴニストの優位性は示されていない[9]。

参考文献
1) 日本癌治療学会 編. 小児，思春期・若年がん患者の妊孕性温存に関する診療ガイドライン2017年版. 金原出版，東京，2017
2) Loren AW, et al. J Clin Oncol. 2013; 31: 2500-10 [PMID: 23715580]
3) 日本産科婦人科学会. ARTデータブック2016(最終access 2019/4/2)
  https://plaza.umin.ac.jp/~jsog-art/2016data_20180930.pdf
4) Dolmans MM, et al. J Assist Reprod Genet. 2013; 30: 305-14 [PMID: 23417329]
5) Jensen AK, et al. J Assist Reprod Genet. 2017; 34: 325-36 [PMID: 28028773]
6) Rosendahl M, et al. J Assist Reprod Genet. 2013; 30: 11-24 [PMID: 23263841]
7) Jensen AK, et al. Hum Reprod. 2017; 32: 154-64 [PMID: 27816923]
8) 日本がん・生殖医療学会. 卵巣組織凍結保存・移植について(最終access 2019/3/13)
  http://www.j-sfp.org/ovarian/index.html
9) Demeestere I, et al. J Clin Oncol. 2016; 34: 2568-74 [PMID: 27217453]

(山本 篤，杉本 公平)

各論 1 疾患別の対応と情報提供の方法は？

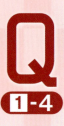

挙児希望を有する婦人科がん患者で妊孕性温存療法を行うべき症例には、どのようなものがあるか？

- ▶子宮頸がんは，子宮頸部にとどまる腫瘍径の小さな扁平上皮癌または腺癌を対象とする。
- ▶子宮体がんは，子宮内膜異型増殖症または内膜に限局する類内膜癌 G1 を対象とする。
- ▶上皮性卵巣がんは，組織型により I A 期～ I C 期を対象とする。

解　説

　がん・生殖医療は，「原疾患の治療を最優先とすること」を原則とする。しかし，婦人科がんに対する妊孕性温存オプションは，疾患部位が直接妊娠・出産に必要な臓器であるために標準治療から"後退"してしまう縮小治療を選択できるかどうかを模索していくため，大変悩ましい決断となる。以下に子宮頸部，子宮体部，卵巣の悪性腫瘍について述べる。

◆子宮頸がん

　扁平上皮癌においては，子宮頸部上皮内癌，I A1 期（脈管侵襲なく断端陰性のもの）であれば，子宮頸部円錐切除術のみで妊孕性温存が可能である。しかし，腺癌に関しては切除断端が陰性であっても約 20％に残存病変を有し[1]，3％に再発を認めるとの報告[2]がされており，慎重な経過観察のもと子宮温存が行われている。

　I A2 期以上はリンパ節郭清を含む子宮全摘出術が基本術式であるが，腫瘍径の小さい初期の浸潤子宮頸がんに対し，広汎性子宮頸部摘出術が行われている。特に，子宮傍（結合）組織を広範囲に切除できる新しい腹式広汎性子宮頸部摘出術が報告され[3]，本邦の先進施設においても 61 例の解析が行われ，概ね腫瘍径 2 cm 未満を対象として実施されている[4]。

　子宮頸部円錐切除術および広汎性子宮頸部摘出術は，術後の子宮頸管狭窄および閉鎖により月経困難や子宮留血腫をきたしたり，不妊症，早産が問題となる。実施にあたっては，婦人科腫瘍，生殖医療および周産期部門の相互の緊密な連携を要する。

◆子宮体がん

　間質性悪性腫瘍である肉腫や癌肉腫は，悪性度が高いため妊孕性温存の適応とはならない。上皮性悪性腫瘍である子宮体がんおよびその前癌病変である子宮内膜異型増殖症，子宮鏡切除後の異型ポリープ状腺筋腫（APAM）がメドロキシプロゲステロン酢酸エステル（MPA）によるホルモン療法の適応となる。

　高用量 MPA 療法は，子宮内膜全面掻把の後，400～600 mg/ 日の 6 カ月間投与が一般的

▶表2　妊孕性温存のための臨床的条件

1. 患者本人が妊娠への強い希望をもち，妊娠可能な年齢であること
2. 患者と家族が妊孕性温存療法の意義および再発の可能性について理解していること
3. 厳重な経過観察を要すること
4. 婦人科腫瘍に精通した婦人科医による注意深い腹腔内検索が可能なこと

年齢は40歳未満が妥当とされている[7]。1では術後の病理組織学的診断結果により妊孕性温存不可と判断し再手術(二期的手術)もありうる。3では出産後の手術完遂も話し合う[8]。

である。途中，経腟超音波検査，内膜細胞診および組織診，3カ月ごとに子宮内膜全面搔把を行う。

MPA療法の問題点は，いったん病変が消失した後に約40％もの再発を認める点にある[5]。また，治療後に不妊治療を開始しても，繰り返し行われた子宮内膜搔把処置の結果，子宮内膜の菲薄化をきたし，体外受精・胚移植の治療成績が通常よりも低いことが知られている[6]。MPA療法後は速やかに体外受精治療を念頭に置いて妊娠出産を目指し，最終的には子宮摘出を含む標準治療が必要となる。

◆卵巣がん

妊孕性温存が適応とされるのは，漿液性癌，粘液性癌，および類内膜癌のⅠC期(片側卵巣限局かつ腹水細胞診陰性)，かつ組織学的異型度G1～G2である。明細胞癌は進行期ⅠA期のみとなる。具体的な術式は，患側付属器摘出術，大網切除術および腹腔細胞診で，術前に子宮内膜細胞診や組織診が行われていない場合は，子宮内膜搔把術の追加を考慮する。肉眼的に正常な対側卵巣は生検省略が許容され，後腹膜リンパ節郭清は臨床的判断で生検にとどめることが許容される。また，表2に示す臨床的条件も重要であり，妊孕性温存の希望がなくなった時点で再手術を考慮する。臨床的条件は卵巣がんのみならず，婦人科がん全体に通じるものと考えられる。

その他，上皮性境界悪性腫瘍，胚細胞腫瘍，性索間質性腫瘍に対しては，子宮と少なくとも健側の付属器を温存することが許容される。しかし，上皮性境界悪性腫瘍は浸潤癌として2～3％再発するため，リスク因子となっている手術時の浸潤性腹膜インプラントの存在および腫瘍残存の有無検索が重要となる[9]。未分化胚細胞腫では，10～15％が両側性であることから対側卵巣の観察が重要である[10]。胚細胞腫瘍においては，Ⅲ期・Ⅳ期でも患側付属器摘出術にとどめることが可能である[11]。未熟奇形腫のⅠ期G3への対応は，いまだ一定の見解は得られていない。

今後，分子標的治療薬，子宮移植技術，卵胞単離培養技術などの進歩，ならびにその倫理上の課題がクリアされていくことで，婦人科がん患者の妊孕性温存適応範囲が拡大されていくことが望まれる。

1) Kim JH, et al. Eur J Obstet Gynecol Reprod Biol. 2009; 145: 100-3 [PMID: 19428171]
2) Salani R, et al. Am J Obstet Gynecol. 2009; 200: 182.e1-5 [PMID: 19019325]
3) Smith JR, et al. Br J Obstet Gynaecol. 1997; 104: 1196-200 [PMID: 9333000]
4) Nishio H, et al. Gynecol Oncol. 2009; 115: 51-5 [PMID: 19646742]
5) Gallos ID, et al. Am J Obstet Gynecol. 2012; 207: 266.e1-12 [PMID: 23021687]
6) Fujimoto A, et al. J Assist Reprod Genet. 2014; 31: 1189-94 [PMID: 25106937]
7) Fauvet R, et al. Fertil Steril. 2005; 83: 284-90; quiz 525-6 [PMID: 15705364]
8) Moore MM, et al. Gynecol Oncol. 1999; 73: 452-4 [PMID: 10366478]
9) Morice P, et al. Lancet Oncol. 2012; 13: e103-15 [PMID: 22381933]
10) Pectasides D, et al. Cancer Treat Rev. 2008; 34: 427-41 [PMID: 18378402]
11) Williams SD. Semin Oncol. 1998; 25: 407-13 [PMID: 9633853]

〈拝野 貴之,岡本 愛光〉

各論 1　疾患別の対応と情報提供の方法は？

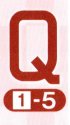

妊孕性温存療法を施行しないことが考慮（許容）される症例には，どのようなものがあるか？

- ▶ 骨盤臓器以外での手術療法のみの場合，性腺毒性リスクのない化学療法，骨盤外の放射線照射の場合には治療前の妊孕性温存療法を行わないことが許容される。
- ▶ 低リスクの治療を受ける場合，若年者では妊孕性温存療法を施行しないことも許容される。
- ▶ AMHは治療前の卵巣機能の評価や治療後の回復の指標に役立つ可能性があるため，妊孕性温存療法を施行しない判断の一助となりうるが，治療後の生児獲得を指標とした検討は今後の課題である。

解説

　妊孕性温存療法に関する方針の決定には，年齢，治療方針，治療予後や治療開始までの期間の情報が極めて重要である。ここでは，妊孕性温存療法を行わないことが治療後の妊孕性を考慮した上で許容される状況について概説する。

　放射線や化学療法の性腺毒性リスクに関してはASCOガイドライン2013[1]にて言及されており，リスクのない治療を行う症例に対しては妊孕性温存療法を施行しないことが許容される。少なからず性腺毒性がある治療の場合，特に女性においては，治療前の卵巣予備能や年齢が判断に重要である。年齢と卵巣予備能の関係に関しては，組織学的なデータから推測されたnon-growing follicles (NGF) 数の分散の81％は年齢単独に起因している[2]ことからも，年齢は治療後の卵巣機能回復にとって最も大きな因子であることがわかる。

　その他の卵巣予備能の評価としてはAMHが有用であり，治療前のAMHが化学療法後のAMHと相関し，化学療法を行った乳がん患者42例を対象にした調査では，化学療法施行前のAMHが1.9 ng/mL以下だった患者は治療においてすべて無月経になったという報告がある[3]。しかし，62例の女性小児がん経験者を対象に調査した文献では，40歳以下の50例において低AMHであっても93％で妊娠したという報告[4]もあり，AMH値と妊娠能力は必ずしも一致しない。また，性腺毒性は累積化学療法量が増えるごとに増加するが，不妊において「安全」といえる下限限界は存在しないこと[5]，リスクの少ない患者においてもがん治療による妊娠タイミング遅延自体が卵巣予備能低下につながること[6]，再発によりさらに性腺毒性の強い治療が必要になる可能性があること[6]を考慮して，患者ごとにカウンセリングを行うことが重要である。

　一方，いまだ利用可能なデータが限られているためにリスクの過大評価に懸念もあり，バランスの取れたカウンセリングと判断が重要である。実際，初経前の若年者（0.3〜15歳）におけ

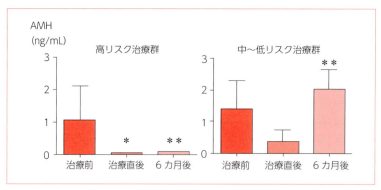

▶図1 若年者に対するがん治療リスクによる治療前，直後，6カ月後のAMHの推移
（文献7より改変）
＊：$p<0.05$，＊＊：$p<0.01$

るがん治療のリスク別のAMHの推移を検討した報告では，高リスク治療群では回復しないものの，中〜低リスク治療群ではAMHは治療前レベルへの回復を認めている（図1）[7]ことからも，少なくとも若年者の低リスク治療においては妊孕性温存療法の必要がない[6]と考える。

手術療法については，骨盤臓器以外での手術療法のみの場合は，妊孕性温存療法を行わないことが許容される。骨盤内を操作する手術であっても，性腺摘出，生殖器摘出を行わない手術においては必ずしも妊孕性温存療法は必要ではない。しかしながら，男性においては直腸がん手術では勃起神経が障害されることがあり，後腹膜リンパ節郭清では射精に関わる神経（腰内臓神経，下腹・陰部神経）が障害されることで射精障害が起こる[8]。こうした性機能障害リスクを考慮したカウンセリングと判断が必要である。

治療までの期間が極端に短い場合（主に血液疾患）など，治療開始前の妊孕性温存療法が考慮できないケースにおいて，完全寛解後の卵巣組織凍結保存が可能との報告を認める[9]。しかし，いまだ報告が少ないため安全性に関してもさらなるエビデンスの蓄積が求められる。

また，長期間の抗がんホルモン療法（最低5年，できれば10年）を要するホルモン受容体陽性乳がんに対し，妊娠・出産の可能性を考慮した一定期間のタモキシフェンの内服中断による予後の影響を検討するグローバルな前方視的試験（POSITIVE試験）が進行中である[10]。

妊孕性温存療法の施行，非施行にかかわらず，患者年齢や腫瘍タイプ，治療予定などを考慮し，患者がリスクとベネフィットを十分に理解した上で意思決定が行えるように情報提供を行い，患者・原疾患担当医・生殖医療担当医で密に連携を取りながら治療方針を検討するのが望ましい。

参考文献
1) Loren AW, et al. J Clin Oncol. 2013; 31: 2500-10 [PMID: 23715580]
2) Wallace WH, et al. PLoS One. 2010; 5: e8772 [PMID: 20111701]
3) Anderson RA, et al. J Clin Endocrinol Metab. 2011; 96: 1336-43 [PMID: 21325458]
4) Anderson RA, et al. Fertil Steril. 2013; 99: 1469-75 [PMID: 23541317]
5) Green DM, et al. Lancet Oncol. 2014; 15: 1215-23 [PMID: 25239573]
6) Lambertini M, et al. BMC Med. 2016; 14: 1 [PMID: 26728489]
7) Brougham MF, et al. J Clin Endocrinol Metab. 2012; 97: 2059-67 [PMID: 22472563]
8) 久野貴司，立花眞仁，八重樫伸生．がん・生殖医療における妊孕性温存療法（男性）について知っておきたいこと．日産婦誌．2018; 70: 1310-6
9) Greve T, et al. Blood. 2012; 120: 4311-6 [PMID: 22709693]
10) Pagani O, et al. Breast. 2015; 24: 201-7 [PMID: 25662412]

（田中 恵子，立花 眞仁）

各論 2　小児へのアプローチに際して配慮すべきことは？

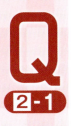

化学療法を開始した後でも妊孕性温存療法を受けることは可能か？

- ▶寛解する前に早発卵巣不全（POI）となるリスクの高い症例に対して，化学療法中であっても妊孕性温存療法を行うことは考慮される。
- ▶化学療法による生殖細胞への遺伝的な影響は明らかとなっていない。
- ▶化学療法開始後は，胞状卵胞への影響は否定できず，卵子凍結保存は推奨されないが，卵巣組織凍結保存は考慮される。

解説

　がん患者は治療前に妊孕性温存療法を行ったほうが卵巣の機能をより多く残せるが，疾患によっては早急に化学療法を開始しなければならない症例がある。また，寛解導入前に妊孕性温存療法を開始しなければ，POIとなるリスクの高い症例も存在する。

　白血病などの血液疾患は，診断後速やかに化学療法を開始しなければならない場合が多く，治療開始前の妊孕性温存療法が困難なことが多い。そのため，化学療法開始後に妊孕性温存療法を行う場合も少なくないが，化学療法に曝露された配偶子から生まれた児への影響については議論の分かれるところである。

　白血病の初期治療や悪性リンパ腫に対するABVD療法（ドキソルビシン，ブレオマイシン，ビンブラスチン，ダカルバジン）など，妊孕性への影響が比較的少ないプロトコールにおいてはあまり考慮しなくてもよいが，シクロホスファミドを含む妊孕性へ与える影響の大きい薬剤を使用するプロトコールの場合，血液疾患は速やかに治療を開始しなければならない点を考慮した上で，妊孕性温存療法を選択しなければならない。シクロホスファミドは，原始卵胞の誘導・黄体化などにより閉鎖卵胞に向かわせるなど，顆粒膜細胞にアポトーシスを引き起こさせることが知られている[1]。

　このように化学療法開始後は，抗がん薬の胞状卵胞への蓄積や，発育卵胞のアポトーシスを誘導するなど化学療法の影響が大きいため卵子凍結保存は推奨されない。

　がんサバイバーが妊娠を希望した場合，化学療法終了後6カ月～1年以上経過していれば，流産や出生児の先天異常の頻度は増加しないと報告されており[2]，一定期間をあければ化学療法の児への影響は少ないと考えられている。したがって，化学療法開始後の妊孕性温存療法は，卵子凍結保存より卵巣組織凍結保存が推奨される。現在，卵巣組織凍結は臨床研究段階の技術ではあるが，化学療法開始前後に卵巣を摘出して凍結保存し，化学療法終了まで一定期間保管した後に体内に自家移植を行い，卵胞の発育を待つ方法として広く行われている。卵巣組

織片を自家移植してから妊娠に至るまでの期間には，体内への生着期間，卵胞発育の期間，場合によっては体外受精の期間といった一定期間が必要である．化学療法開始後の卵巣組織凍結患者とがんサバイバーは，化学療法から一定期間をあけた後に妊娠するという意味では，児へのリスクは同程度と考えられる．思春期・若年成人(AYA)世代がんサバイバーが妊娠・出産する場合に，化学療法の影響により早産児，低出生体重児，帝王切開率が上昇するという報告がある[3]．低出生体重児の出生率の増加については，放射線照射により子宮が線維化した結果起こる子宮血流の不足が一因とされているが，その他の周産期リスクについては，化学療法により増加するとは一概にいえず，議論の余地がある．

また，化学療法による遺伝的な影響については，現在までのところ，がんサバイバーから出生した児に先天異常の頻度が高いという報告はない[2]．加えて卵巣組織凍結保存・移植後の妊娠・出産例は世界的にも非常に少なく，化学療法開始後に卵巣組織凍結保存を実施した症例の自家移植後に妊娠・出産した児の長期予後は現在追跡中であり，不明であると言わざるをえない．

上述のとおり，現時点では化学療法開始後の妊孕性温存療法を否定する明確な根拠はない．したがって，化学療法開始後に患者が卵巣組織凍結保存を希望した場合，それを取り巻く現在の状況をリスクも含め，患者に十分に説明した上で実施すべきである．

参考文献
1) Gürgen SG, et al. Nutrition. 2013; 29: 777-84 [PMID: 23422538]
2) Meirow D, et al. J Natl Cancer Inst Monogr. 2005; 34: 21-5 [PMID: 15784816]
3) Anderson C, et al. JAMA Oncol. 2017; 3: 1078-84 [PMID: 28334337]

（前沢 忠志）

各論 2　小児へのアプローチに際して配慮すべきことは？

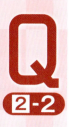

小児がん患者自身には，妊孕性温存療法についてどこまでの説明をすべきか？

▶ 中学校等の課程を修了している，または，16 歳以上の小児患者で十分な判断能力を有すると判断される場合，代諾者だけでなく患者自身からもインフォームド・コンセントを得ることが望ましい。

▶ 中学校等の課程を未修了であり，かつ，16 歳未満の小児患者の場合，代諾者からのインフォームド・コンセントだけでなく，本人にも理解力に応じた年齢相応の説明を行い，アセントを得ることが望ましい。

▶ 中学生の小児患者からは，文書によるインフォームド・アセントを受けることが望ましい。

解説

　妊孕性温存療法の実施に際しては，妊孕性温存療法ががん治療に及ぼす影響，妊孕性温存療法の選択肢，その有効性と危険性について，十分なインフォームド・コンセントが必要である。成人期以降は本人からインフォームド・コンセントを得ることとなるが，20 歳未満の患者への説明，同意については異なる点があり，小児特有の倫理的配慮が必要である。

　「インフォームド・アセント」とは，小児が自身になされる診療行為について，年齢に応じた説明をされた上で，診療を受けることに合意することを指し，米国小児科学会（AAP）が 1995 年に提唱した概念である[1-3]。インフォームド・アセントは表 3 に示す 4 つの過程からなり，単に小児患者から合意を得ることが目的ではない。年齢に応じた説明を受け，その理解を通して，小児患者自身の考えで自発的に合意することが重要である。インフォームド・アセントを受ける一連の過程により，小児患者は自身の病状をよく理解し，病状に応じて自分自身で決定していく力を養うことが期待される。小学生以降の小児患者の診療の意思決定において，AAP では，インフォームド・アセントを小児患者自身から受けることを推奨している。また，十分な理解能力を有する思春期以降の小児患者には，代諾者からのみならず，本人からもインフォームド・コンセントを受けることを推奨している。

　『小児集団における医薬品の臨床試験に関するガイダンスについて』[4]では，年齢にかかわらず「すべての被験者は，彼らが理解できる言葉や用語で臨床試験について可能な限り十分な説明を受けるべきである」と記載されている。ガイダンスについての厚生労働省医薬局審査管理課の質疑応答集[5]では，「7 歳以上であれば，簡単な説明に対し理解可能と考えられる」との見解を示している。また，文書によるアセントを受ける目安の年齢を，中学生以上の小児患者としているが，「中学生未満の小児に対してもできる限り小児被験者本人が同意の署名と年月日をアセント文書に記入することが望ましい」と記載されている[5]。また，「本人からの署名が

▶表3 インフォームド・アセントの4つの過程

1. 年齢に応じた自身の病状に関する理解
2. 検査や治療により得られる結果とその意義についての説明
3. 病状に関する理解と意思決定に及ぼす要因の評価
4. 提案された医療に合意するかについての意思表明

得られない場合，あるいは文書を用いずに口頭でアセントが取られた場合は，代諾者に署名された同意文書に，本人からアセントが取られたことを記載するべきである」との見解を示している[5]。これらは医薬品の臨床試験に関するガイダンスであり，妊孕性温存療法にそのまま外挿できるわけではないが，留意すべき指針である。

日本では，『人を対象とする医学系研究に関する倫理指針ガイダンス』[6]において，未成年者のインフォームド・コンセントとアセントについて記載がある。この指針では，「中学校等の課程を修了している又は16歳以上の未成年者」からは，研究の実施に関して十分な判断能力を有する場合，インフォームド・コンセントを受ける必要があるとしている。「中学校等の課程を未修了であり，かつ16歳未満の未成年者」からは，インフォームド・アセントを受けることを努力義務としている。

これまでの記載では，年齢によりインフォームド・アセントを得る際の留意事項を記載しているが，AAPの指針にもあるように，年齢のみで説明内容を決めるのではなく，患者自身の理解力に応じて説明内容を決定することが重要である。インフォームド・アセントを得ることが難しい低年齢の幼児についても，卵巣組織凍結保存の際に，自分の身にどのようなことが起こるか（手術を受けること，術後に痛みがあることなど）の最低限の説明は必要である。

実際の説明においては，本人に対して病状の説明がどのように行われており，十分に理解できているかの情報が必要となる。何らかの事情により「がん」という言葉を用いた病状の説明がなされていない場合もあり，注意が必要である。さらに，性や妊娠，出産に関する本人・家族の信条，文化的背景についても留意が必要である。

アセントを受けるための説明に際しては，わかりやすい言葉，イラストの使用など，小児に理解しやすい内容であることが必要であり，小児科医，小児看護専門看護師，小児療養支援職など小児に関わる職種が生殖医療チームに関与することが重要である。

参考文献

1) Committee on Bioethics of the American Academy of Pediatrics. Pediatrics. 1995; 95: 314-7 [PMID: 7838658]
2) National Cancer Institute. National Institutes of Health. Children's Assent.（最終access 2019/2/27）
 https://www.cancer.gov/about-cancer/treatment/clinical-trials/patient-safety/childrens-assent
3) Shaddy RE, et al. Pediatrics. 2010; 125: 850-60 [PMID: 20351010]
4) 小児集団における医薬品の臨床試験に関するガイダンスについて（平成12年12月15日，医薬審第1334号．厚生省医薬安全局審査管理課長通知）（最終access 2019/2/27）
 https://www.pmda.go.jp/files/000156072.pdf
5) 小児集団における医薬品の臨床試験に関するガイダンスに関する質疑応答集（Q&A）について（平成13年6月22日，厚生労働省医薬局審査管理課．事務連絡）（最終access 2019/2/27）
 https://www.pmda.go.jp/files/000156578.pdf
6) 人を対象とする医学系研究に関する倫理指針ガイダンス（平成29年5月29日一部改訂，文部科学省，厚生労働省．改訂事務連絡）（最終access 2019/2/27）
 http://www.mhlw.go.jp/file/06-Seisakujouhou-10600000-Daijinkanboukouseikagakuka/0000166072.pdf

〔宮地　充〕

各論 2　小児へのアプローチに際して配慮すべきことは？

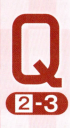

妊孕性温存療法の説明内容について，年齢による違いはあるのか？

- ▶ がんと診断された後，がん治療開始前にできるだけ早く患者に妊孕性に関する情報提供を行うことが推奨される。
- ▶ 中学校等の課程を修了している，または，16歳以上の小児患者で十分な判断能力を有すると判断される場合，代諾者だけでなく患者自身からもインフォームド・コンセントを得ることが望ましい。
- ▶ 中学校等の課程を未修了であり，かつ，16歳未満の小児患者の場合，代諾者のインフォームド・コンセントだけではなく，本人にもわかりやすい言葉やアニメ動画などのデバイス（プリパレーションツール）を用いるなど，できるだけわかりやすく説明し，インフォームド・アセントを得ることが望ましい。

解　説

　がん治療は性腺機能にも悪影響を与え，抗がん薬の量や種類，または放射線の照射量や照射部位によっては，性腺機能不全やそれによる不妊症をきたす可能性がある。近年，がん治療の進歩に伴い，がんを克服し長期生存を望むことができるがんサバイバーは増加している。それに伴い若年がん患者における妊孕性温存に対する関心は高まっており，患者にとって，がん治療前に妊孕性温存に関する情報を獲得することは患者の選択の幅を広げ，治療中，治療後への大きな希望となりうる。

　欧米諸国の学術団体において，がんと診断された後，がん治療を開始する前にできるだけ早く患者に妊孕性に関する情報提供を行うことが推奨されている[1-3]。また，NCCNガイドラインにおいても「すべてのがん患者に対して，がん治療前に妊孕性温存療法の情報が提供されるべき」と強く明言されているが，成人であっても妊孕性が失われる可能性があることを知らずにがん治療を受け，妊孕性を喪失してしまう患者が現在でも多く存在している[4,5]。Niemasikらは，がんサバイバーの約50％が，がん治療が妊孕性に与える影響についての説明を受けていなかったと報告している[6]。この原因には，妊孕性温存や治療後不妊症となるリスクに関する説明不足，妊孕性温存についての間違った情報開示などが含まれる。このような医師と患者間でのコミュニケーションバリアが，将来，患者にとって大きな後悔へとつながる恐れがある[6]。

　本邦では，小児・思春期のがん患者に対してがん治療のインフォームド・コンセントを得る際，一般的にはその説明は代諾者を中心にして行われている。小児患者は「なぜ病気になったのか？」「なぜこの治療をしなければいけないのか？」など様々な疑問と不安を抱えながら治療を受けている可能性がある。その不安を軽減するためにも，子どもの認知発達段階に合わせ

▶表4 小児がん患者における，年齢別の妊孕性温存の選択肢と説明方法の違い

	~6歳	7~15歳	16歳~
説明内容（男児）	・現時点で適用される妊孕性温存療法なし（思春期前） ・精子凍結保存（思春期後）		・精子凍結保存
説明内容（女児）	・卵巣組織凍結保存 ・卵子凍結保存（思春期後）		・卵子凍結保存 ・卵巣組織凍結保存
説明方法	・代諾者のインフォームド・コンセント ・可能であれば患者本人にも年齢に応じた説明を行う	・代諾者のインフォームド・コンセント ・インフォームド・アセント	・代諾者のインフォームド・コンセント ・十分な判断能力を有すると判断される場合は患者本人からもインフォームド・コンセント

て治療に関する説明を行うことは重要である．将来の妊娠・出産に関して，また妊孕性温存療法の選択肢について説明をする際にも，年齢や性別または成長段階によって説明する内容を選択する必要がある．

　特に同意能力をもたない小児患者に対し，年齢に応じた説明がなされた上で治療を受けることに合意するインフォームド・アセントという概念がある．米国小児科学会（AAP）の指針では，医師が7~14歳の子どもに対してインフォームド・アセントを得ること，また15歳以上にはインフォームド・コンセントを得ることを推奨している[7]．海外の報告では，思春期発来前の小児患者にもがん治療による性腺毒性や妊孕性喪失のリスクを説明すべきであると考えている小児腫瘍医が9割を超えているという報告がある[8]．しかしながら，それでも実際に説明を受けた思春期発来前の小児患者は6割程度にとどまっていたという[9]．

　本邦において，小児患者では小児特有の倫理的配慮が必要となる．しかし，小児患者に対するインフォームド・コンセントやアセントの明確な指針は存在しないため，がん治療による性腺毒性について，妊孕性喪失のリスクおよび妊孕性温存療法に関する情報提供は，施設によって，または説明する医師の裁量によって差が大きいのが現状である．女児における年齢別の妊孕性温存の選択肢と説明方法の違いについて表4にまとめた．小児の発達の個人差は大きく，年齢などによって客観的に患者が理解できるか，治療を受け入れることができるかなどを判断することはとても困難である．その一助として，小児患者の年齢や発達段階に合わせた遊びやアニメーションなどを取り入れて治療の説明を行い，治療を受け入れやすくする「プリパレーション」という方法がある．トロント小児病院では，小児患者にもわかりやすく説明できるようにアニメーションを利用しており[10]，本邦においても特に思春期前の小児患者にわかりやすく妊孕性温存療法を説明できるプリパレーションツールの開発を進めることが今後の課題であると考えられる．

1) Loren AW, et al. J Clin Oncol. 2013; 31: 2500-10 [PMID: 23715580]
2) von Wolff M, et al. Arch Gynecol Obstet. 2011; 284: 427-35 [PMID: 21431846]
3) Ethics Committee of American Society for Reproductive Medicine. Fertil Steril. 2013; 100: 1224-31 [PMID: 24094423]
4) Coccia PF, et al. J Natl Compr Canc Netw. 2014; 12: 21-32; quiz 32 [PMID: 24453290]
5) 日本癌治療学会 編．総論CQ1 挙児希望を有するがん患者に対して，どのような妊孕性に関連する情報を提供すべきか？ 小児，思春期・若年がん患者の妊孕性温存に関する診療ガイドライン 2017年版．金原出版，東京，2017, pp22-24

6) Niemasik EE, et al. J Cancer Surviv. 2012; 6: 324-32 [PMID: 22752834]
7) No authors listed. Pediatrics. 1995; 95: 314-7 [PMID: 7838658]
8) Köhler TS, et al. J Assist Reprod Genet. 2011; 28: 269-77 [PMID: 21110080]
9) Anderson RA, et al. Hum Reprod. 2008; 23: 2246-51 [PMID: 18614615]
10) SickKids. Egg preservation an option for young women at risk for sub-fertility. 2017（最終access 2019/2/27）
https://www.youtube.com/watch?v=wB9lfKlYReY

〈岩端 秀之，岩端 由里子，鈴木 直〉

各論 2　小児へのアプローチに際して配慮すべきことは？

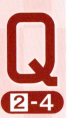

がん患者が妊娠を希望した場合，予後の観点からは，治療終了後いつから妊娠可能となるのか？

▶ 小児がん経験者（CCS）の妊娠は治療終了から長期間経過している場合が多いが，妊娠はがん再発リスクの十分低い時期になってからが望ましい。
▶ 再発リスク，治療歴，晩期合併症は個々の症例で異なるため，病歴，治療終了からの期間，患者の全身状態や理解度などを確認する。
▶ CCS の妊娠では，母体の問題に加え，流産，早産，低出生体重児の報告があるため，出産に至るまで慎重にフォローする。

解　説

　小児がんは，小児に発生するがんの総称であり，最近の本邦の統計では，年間約 2,000 人が新たに診断されている[1]。小児がん国際分類第 3 版（ICCC-3）では 12 の疾患群に分けられ，白血病，悪性リンパ腫などの血液腫瘍，脳腫瘍が多く，胚細胞腫瘍・性腺腫瘍，神経芽腫がそれに続く[1]。疾患，原発部位，リスク群により層別化された集学的治療が行われる。近年，小児がんの治療予後は改善し，5 年生存率は 80％近くに達するが，急性骨髄性白血病，脳腫瘍，1 歳以上の神経芽腫などでは生存率が低い（図 2）[2, 3]。同じ疾患であっても症例により予後は様々である。
　CCS の長期生存により挙児を得られる可能性が高まっている。一方で，CCS では原病の再発以外にも，晩期合併症，二次がん，生活習慣病など様々な健康障害のリスクがある[4]。がんの種類や進行度，治療内容や時期などによりリスクは異なる。
　CCS 女性の妊娠では治療から十分に時間が経過しており，前述の生存率曲線（図 2）が示すように予後については概ね心配のない時期であることが多いが，妊娠はがん再発リスクが十分低いと考えられる時期になってからが望ましい。妊娠中は必要な検査が十分に行えなかったり，再発時には催奇形性のある薬剤の使用や放射線治療が困難となるため，治療選択や治療時期に影響が及びうる。妊娠の継続を断念せざるをえない場合もある。がん治療から長期間が経過していた場合でも，晩期の再発リスクや合併症をもつこともあり[4]，原疾患担当医から妊娠が許可されているかを確認する。治療サマリーやフォローアップ手帳の活用も有用である。必要に応じて担当医と連携をとり，妊娠・出産におけるリスクについての情報を共有する。
　また，がん治療時に幼少であったために，患者自身が病名や治療歴，合併症について十分に理解できていなかったり，長期フォローアップをきちんと受けていない場合があり注意を要する。パートナーの理解度についても確認する。
　がん治療による妊孕性への影響については，米国臨床腫瘍学会（ASCO）や米国小児がんグルー

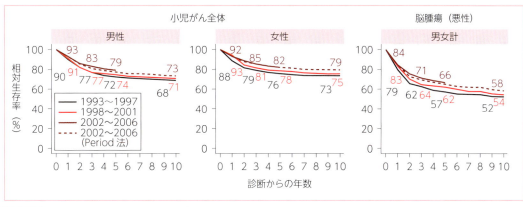

▶図2　小児がんの10年相対生存率　　　　　　　　　　　　　　　　　　　　　　（文献3より引用）

プ(COG)のガイドラインが参考になる[5-7]。高用量のアルキル化薬，造血細胞移植での移植前処置による全身照射や大量ブスルファン投与は卵巣機能不全を引き起こす。中枢への放射線照射により中枢性性腺機能異常や高プロラクチン血症が起こりうる。CCS女性が妊娠を希望した場合，病歴の確認とともに，がん治療の妊孕性への影響について認識しているかどうかも確認する。

　また，小児がん治療後では早発卵巣不全についてモニタリングすべきと報告されている[8]。健常女性と同様，CCSにおいても卵巣予備能には個人差があり，妊孕性について個々の症例で評価することが重要である。晩婚化・晩産化が進んでいる今日において，がん患者本人が自身の生殖機能について十分に理解した上で人生設計を立てられるよう，早期からの説明・教育が必要である。

　CCSの妊娠・出産について国内での調査が報告されている[9]が，CCS女性の妊娠では，がん治療による影響に留意する[10, 11]。妊娠により循環血液量が増加するため，胸部への放射線照射，心毒性のあるアントラサイクリン系薬剤による治療歴のある症例での心不全や，白金製剤による腎機能障害に注意する。

　腹部・骨盤への放射線照射歴は不妊のみならず，子宮発育の障害による早産，低出生体重児の増加が報告されている[12, 13]。思春期前に放射線治療を受けた場合は，低線量でもリスクが増加する。流産，死産や新生児死亡の報告もある。頭部への放射線照射歴は，認知機能低下を引き起こしうる。

　手術後の症例では，手術部位・術式を把握し，妊娠・出産への影響を考慮する必要がある[10, 11]。腎腫瘍での片腎摘出後や，腹部・骨盤の手術後では腹腔内癒着による腸閉塞などに注意する。脳腫瘍で脳室腹腔短絡術を施行されている患者が妊娠した場合は，シャント圧の厳密な管理を要する。

　がん治療による児の先天異常の増加については，これまでの報告で否定的とされている[11]。一方で，発がんリスクのある遺伝性疾患においては，児にも発がんリスクがあるため，遺伝カウンセリングや出生後のフォローが必要である。

　CCSにおける妊孕性温存については別項に譲る（各論Q-2-1, 2, 3, 6参照）。現時点では，

妊孕性温存療法後のCCSは少数であるが[9]，今後これらの患者は増加していくと思われる。

最後に，CCSにおける妊娠・出産のリスクは患者ごとに異なる。生殖医療担当医は，リスクについての情報収集，他の専門医との連携など，患者一人ひとりへのきめ細やかな対応が求められる。

1) 国立がん研究センター がん情報サービス．がん登録・統計．小児・AYA世代のがんの罹患率（2018年5月30日掲載）（最終access 2019/2/27）
https://ganjoho.jp/reg_stat/statistics/stat/child_aya.html
2) Nakata K, et al. Cancer Sci. 2018; 109: 422-34 [PMID: 29178401]
3) 大阪国際がんセンター がん対策センター．がんサバイバー生存率．平成25年度厚生労働科学研究費（第3次対がん総合戦略研究事業）「革新的な統計手法を用いたがん患者の生存時間分析とその情報還元に関する研究」班．小児がん（0-14歳）（最終access 2019/2/27）
http://www.mc.pref.osaka.jp/ocr/common/images/cancer_survivor_c100.pdf
4) 日本小児内分泌学会CCS委員会．小児がん経験者（CCS）のための内分泌フォローアップガイド（ver1.2）．日本小児科学会雑誌．2012; 116: 1976-7（2016年7月1日改訂）（最終access 2019/2/27）
http://jspe.umin.jp/medical/files/guide161006.pdf
5) Loren AW, et al. J Clin Oncol. 2013; 31: 2500-10 [PMID: 23715580]
6) Oktay K, et al. J Clin Oncol. 2018 [Epub ahead of print] [PMID: 29620997]
7) Long-Term Follow-Up Guidelines for Survivors of Childhood, Adolescent, and Young Adult Cancers Version 4.0（最終access 2019/2/27）
http://www.survivorshipguidelines.org/pdf/LTFUGuidelines_40.pdf
8) van Dorp W, et al. J Clin Oncol. 2016; 34: 3440-50 [PMID: 27458300]
9) Miyoshi Y, et al. Clin Pediatr Endocrinol. 2017; 26: 81-8 [PMID: 28458460]
10) 関口将軌，他．小児がん既往妊娠．周産期医学．2016; 46: 1263-7
11) 日本癌治療学会 編．小児，思春期・若年がん患者の妊孕性温存に関する診療ガイドライン2017年版．金原出版，東京，2017, pp110-112
12) Signorello LB, et al. J Natl Cancer Inst. 2006; 98: 1453-61 [PMID: 17047194]
13) Sekiguchi M, et al. Pediatr Int. 2018; 60: 254-8 [PMID: 29266574]

（橘 真紀子，三善 陽子）

各論 2　小児へのアプローチに際して配慮すべきことは？

Q 2-5　がん患者が妊娠を希望した場合，催奇形性など薬物療法や放射線治療による安全性の観点からは，治療終了後いつから妊娠可能となるのか？

A
▶ がん治療の直接的な妊娠への影響および生殖細胞への影響，がん治療後の児の先天異常率や妊娠予後に関する実際の報告を勘案し，妊娠許可の時期を決定する必要がある。

解　説

　がん治療終了後の患者の妊娠許可をいつからにするかの判断を，薬物療法や放射線治療の児に対する安全性の観点から考える場合には3つの点について考える必要がある。

　1点目は，患者が女性の場合，曝露された催奇形性のある薬物およびその代謝産物が体内からウォッシュアウトされる時間である。2点目は，施行されるがん治療により配偶子に何らかの異常を生じる可能性の有無である。3点目は，がん治療後の児の先天異常や妊娠予後に関する実際の報告である。これらの3つの観点から，妊娠許可の時期を考えることとなる。治療別に，それらの影響について表5にまとめた。

◆化学療法

　抗がん薬の半減期は数時間以内であるため，抗がん薬やその代謝産物が体内に長期間残存し妊娠に直接影響を与えることはない。一方，抗がん薬の曝露を受けた原始卵胞が，休眠した状態でとどまっていた場合は原始卵胞内の卵子は特に影響を受けないと考えられるが，原始卵胞が活性化した状態以降にある発育卵胞の卵子が抗がん薬の曝露を受けた場合，細胞に何らかの影響を受ける可能性は否定できない。例えば，動物実験ではあるが，抗がん薬による卵胞内の活性酸素の増加により，卵子細胞内の染色体，細胞内小器官へダメージを与える可能性が高まると想定されている[1]。このような観点から，原始卵胞活性化からは，排卵に至るまでの期間と考えられている6～7カ月程度の期間をあけることが望ましいと考えられる。これを支持する研究結果として，げっ歯類を用いた実験ではあるが，シクロホスファミド投与後，9週以内の受胎の場合は先天異常を認める可能性が高く，12週以降では減少することが明らかとなっている[2]。一方，化学療法あるいは放射線治療後1年以内の妊娠では，胎児先天異常の増加は認められないものの，早産や低出生体重児などの産科異常が増加するとの報告も認められる[3]。以上をまとめると，化学療法終了後より6カ月～1年程度の期間をあけることが望ましいと考えられる。

▶**表5 がん治療別の妊娠許可における考慮すべき点と対応（女性）**

がん治療	考慮すべき点	実際の対応
化学療法	・抗がん薬の半減期は数時間であり，短時間で体内からウォッシュアウトされる ・抗がん薬の曝露を受けた発育卵胞内の卵子が影響を受ける可能性がある ・化学療法後1年以内の妊娠では，胎児先天異常の増加は認められないが，早産や低出生体重児などの産科異常が増加する	化学療法終了後より6カ月～1年程度の期間をあけることが望ましいと考えられる
放射線治療	・動物実験であるが，放射線の曝露を受けた発育卵胞内の卵子が影響を受ける可能性がある ・放射線治療終了後早期に妊娠した場合と，時間をあけて妊娠した場合の児の先天異常率を含めた産科予後について評価されたヒトでの報告が認められない	放射線治療終了後6～7カ月程度の期間の妊娠は避けたほうがよいのかもしれない
ホルモン療法	・TAM代謝産物の体内からのウォッシュアウトには2カ月を要する ・TAM，MPAともに卵子の異常を惹起しない ・TAM，MPAともに催奇形性を認める	TAM内服終了2カ月後，MPA内服終了後まもなく妊娠許可が可能である

◆**放射線治療**

　卵巣や子宮に放射線が照射されない場合は，特にその影響を懸念することなく妊娠を許可できる。子宮に放射線が曝露された場合に流産，早産，低出生体重児，死産が増加するとの報告を認める[4]が，治療終了後の受胎までの期間と産科予後との関係を示す報告は認められない。一般に生殖腺へ照射を受けた場合，その後の妊娠・出産により生まれた児にがんや先天異常は増加しないと報告されているが，一方で，放射線治療終了後早期に妊娠した場合の先天異常率などについて評価された報告が認められていない。げっ歯類の研究ではあるが，放射線曝露後早期の妊娠で胚の死が多く認められたが，遺伝的異常の増加は認めなかったとの報告がある[5]。よって，放射線が，活動性の高い細胞により影響を与えることを勘案すると，化学療法と同様に，放射線曝露を受けた発育卵胞内の卵子による妊娠，すなわち放射線治療終了後6～7カ月程度の期間の妊娠は避けたほうがよいのかもしれない。

◆**ホルモン療法**

　乳がん治療で用いられるタモキシフェン（TAM）や初期子宮体がん治療に用いられるメドロキシプロゲステロン酢酸エステル（MPA）は，胎児に対する催奇形性のリスクがあり妊娠中投与は禁忌である。TAMの代謝産物が体内から消失するのは，内服終了後約2カ月とされている[6]。MPAの半減期は14時間である。一方，これらの女性ホルモン剤の曝露により卵子に異常が生じるとの報告は認められていない。以上より，TAM内服終了2カ月後，MPA内服終了後まもなく，妊娠許可が可能である。

参考文献

1) Jeelani R, et al. Free Radic Biol Med. 2017; 110: 11-8 [PMID: 28499912]
2) Cardoso F, et al. Eur J Cancer. 2012; 48: 3355-77 [PMID: 23116682]
3) Mulvihill JJ, et al. Cancer. 1987; 60: 1143-50 [PMID: 3607730]
4) Bessho F, et al. Pediatr Int. 2000; 42: 121-5 [PMID: 10804725]
5) Griffin CS, et al. Mutat Res. 1988; 202: 209-13 [PMID: 3054527]
6) Barthelmes L, et al. Breast. 2004; 13: 446-51 [PMID: 15563850]

（木村 文則）

各論 2　小児へのアプローチに際して配慮すべきことは？

Q 2-6　寛解後，早発卵巣不全のリスクが極めて高いと考えられる症例において，妊孕性温存療法を含めた対応は？

A

- ▶寛解後であっても早発卵巣不全（POI）のリスクが高いと考えられる場合には，妊孕性温存療法を行うことが考慮される。
- ▶医原性（卵巣の手術や化学療法，放射線治療を受けたことによる発症）でないPOIは現状で医学的適応による妊孕性温存療法に含まれない。
- ▶がん治療によって性腺機能が低下した患者においては，ホルモン欠落症状に対するホルモン補充療法を行うことが望ましい。
- ▶女性の小児がん経験者（CCS）で腹部・骨盤への放射線照射歴を有する場合には，早産不妊・POIのみならず，妊娠・出産管理には注意を要する。
- ▶CCSが妊娠した場合，出生児の先天異常の有意なリスク増加は観察されていないことを説明する。
- ▶診断から治療までの時間が短い乳幼児がんにおいては，卵巣組織凍結保存が妊孕性温存療法として考えられるが，いまだ臨床研究段階の技術であることに留意が必要である。

解　説

　POIはbasal FSHが30 IU/L以上かつ40歳未満で閉経をきたすものと定義される。残存卵胞数が1,000個以下となると卵胞の活性化が停止し，発育卵胞のリクルートが起こらず，エストロゲンが産生されなくなり，無排卵，無月経となる。近年，小児がんの治療予後は改善しているものの，CSSの62％は少なくとも1つは慢性症状を抱えている[1]。生殖毒性のある治療（骨盤照射やアルキル化薬による化学療法など）を経験したがんサバイバーはPOIのリスクが上昇し[2]，治療内容によってリスクの程度は変わるが，およそ11％程度の患者がPOIとなると報告されている（図3）[3,4]。POIは内分泌的な影響と生殖的な影響の両方を与え，思春期は遅延あるいは障害され，原発性あるいは続発性無月経が起こりうる。

　凍結技術の改善に伴い[5]，「POIとなる可能性が高い」と判断される患者に対して，ホルモン欠落症状に対する対応とともに，妊孕性温存を目的とした卵子，受精卵あるいは卵巣組織そのものを採取し凍結保存する新たな妊孕性温存療法の適応が考慮されるようになってきている。そのような背景のもと，日本産科婦人科学会は，妊娠できなくなる可能性のある患者に対して「未受精卵子，胚（受精卵）および卵巣組織の採取・凍結・保存」を実施することは，副作用の軽減を目的とした医療行為の一環として医学的にも倫理的にも社会的にも了解されるとして，医原性の卵巣機能低下例に限定して未受精卵子，胚（受精卵）および卵巣組織の凍結が許容されるとした（「医学的適応による未受精卵子，胚（受精卵）および卵巣組織の凍結・保存に関す

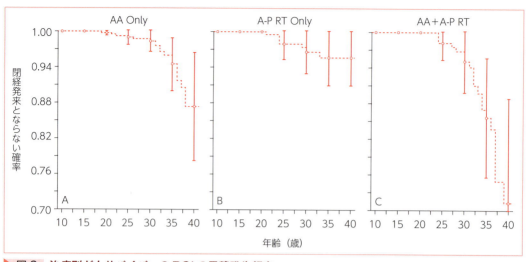

▶図3　治療別がんサバイバーのPOIの累積発生頻度　　　　　　　　　　　　　　　　（文献4より引用）
A：アルキル化薬のみ(AA)
B：骨盤照射のみ(A-P RT)
C：アルキル化薬＋骨盤照射(AA＋A-P RT)
縦棒は95％信頼区間を示す。

る見解」）。一方，先天的卵巣機能低下例としてのTurner症候群，あるいは医原性（卵巣の手術や化学療法・放射線治療を受けたことによる発症）でないPOIなどは含まれないこととされたことに注意を要する[6]。

　治療寛解後の患者において，POIとなる可能性が高い群を診断する根拠には議論がある。原始卵胞のプールは年齢に依存して減少する。がん治療へ曝露された場合，この現象の程度は加速する。骨盤照射はPOIの大きなリスクファクターとなり，2 Gy以上の被曝で50％程度の卵胞プールが減少し[7]，被曝量が増えるごとにリスクは増大するといわれる。さらに，がんの診断および治療を受けた際の年齢はPOIのリスクファクターとなる[7]。血中AMHと年齢をもとにPOIのonsetに関するリスクファクターを予測するモデル[8]では（図4），AMH 0.63 ng/mL，あるいは38.6歳以上AMH 2.87 ng/mL以下は化学療法関連POIのリスクが高いとされている。一方，自然発症のPOIを例にとると，AMHが検出感度以下であっても，胞状卵胞数は1.2個程度観察されるとの報告[9]があり，AMHの有用性には議論がある。無月経になって3年経つと良好胚を得るのは難しいというデータも報告されている。

　がん治療によって性腺機能が低下した患者においては，エストロゲン欠乏により諸症状（ホットフラッシュ，膣の萎縮，骨密度の低下，糖・脂質代謝異常，二次性徴の遅延など）を呈しうるため，妊孕性温存療法の可否によらず，ホルモン補充療法による治療を行うことが望ましい[10]。

　CCSの妊娠は安全だろうか？　CCSが妊娠した場合において，出生児の早産率や先天異常発生率は上昇しなかったとする報告[11]や，化学療法および放射線治療を受けた患者の子どもの遺伝的な疾患は増えなかったとの報告[12]がある。一方で，催奇形性が強い治療を受けた群と，催奇形性が弱い治療を受けた群で比較した結果，全体として遺伝疾患は増加しないもの

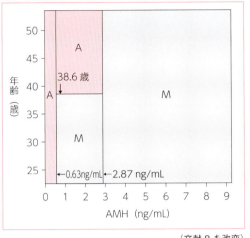

▶図4 血中 AMH と年齢を用いた化学療法関連無月経の分類別モザイクチャート

ongoing menses（M）：継続した月経が得られる集団
chemotherapy-related amenorrhoea（A）：化学療法関連無月経

（文献8を改変）

の，母親が強い催奇形性のある治療を受けた場合に生まれてくる子どもの男児の比率が有意に低下することから，化学療法による潜在的な遺伝子への影響は否定できないとしている[13]。また，女性の CCS で腹部・骨盤への放射線照射歴を有する場合には，不妊症・POI のみならず，流早産を含めた妊娠・出産管理に注意を要する。

参考文献

1) Oeffinger KC, et al. N Engl J Med. 2006; 355: 1572-82 [PMID: 17035650]
2) Thomas-Teinturier C, et al. Hum Reprod. 2013; 28: 488-95 [PMID: 23154067]
3) Chemaitilly W, et al. J Clin Endocrinol Metab. 2017; 102: 2242-50 [PMID: 28368472]
4) Sklar CA, et al. J Natl Cancer Inst. 2006; 98: 890-6 [PMID: 16818852]
5) Glujovsky D, et al. Cochrane Database Syst Rev. 2014; (9): CD010047 [PMID: 25192224]
6) 日本産科婦人科学会. 平成25年度第4回倫理委員会議事録. 2013
7) Chemaitilly W, et al. J Clin Endocrinol Metab. 2006; 91: 1723-8 [PMID: 16492690]
8) Anderson RA, et al. Lancet Diabetes Endocrinol. 2015; 3: 556-67 [PMID: 25873571]
9) Knauff EA, et al. J Clin Endocrinol Metab. 2009; 94: 786-92 [PMID: 19066296]
10) Sanders JE. Bone Marrow Transplant. 2008; 41: 223-7 [PMID: 17922039]
11) Chow EJ, et al. Arch Pediatr Adolesc Med. 2009; 163: 887-94 [PMID: 19805706]
12) Byrne J, et al. Am J Hum Genet. 1998; 62: 45-52 [PMID: 9443870]
13) Meistrich ML, et al. Am J Hum Genet. 2002; 70: 1069-71 [PMID: 11885031]

（山田 満稔，青木 大輔）

各論 3　ヘルスケアプロバイダーが説明すべき内容は？

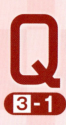

短期間に多くの意思決定を迫られる成年の患者への関わりは？

- ▶診断後，できるだけ早く挙児希望について確認する。
- ▶がん医療と生殖医療が連携しながら，がん医療の現場で誰もが妊孕性温存療法に関する最低限の情報提供を行えるようなシステムを構築する。
- ▶個々の患者のなかで意思決定に影響している要因について話し合い，納得した意思決定を行うための個別性の高い介入を行う。
- ▶妊孕性喪失のリスクに対する精神的負担に共感性を示しながら，あくまでもがん治療が優先されること，それを乗り越えた後の生き方を支援するための妊孕性温存療法であることを患者と医療者が共通理解する。

解説

　がんの診断を受けたばかりの若年がん患者とその家族は精神的に脆弱であるなかで，治療方針の決定や，がんと診断を受けたことによる仕事・家庭内役割への影響への対応といった様々な意思決定が求められている。医療者は，まず目の前にいる患者と家族が適切な意思決定能力を有している状況であるかどうかを見極めることが重要である。

　その上で，計画されるがん治療の全体像，なぜがん治療が生殖機能に影響があるのか，妊孕性喪失のリスクについてディスカッションを行い，妊孕性温存療法についての関心の有無を確認していく。

　Jones らは，がん患者の妊孕性温存療法に関する意思決定のプロセスへの関連因子について46 文献をレビューしまとめている（表6）[1]。この結果によると，はじめにがんの臨床で生じる外的障壁には，不十分な情報提供，情報提供のタイミング，患者と情報提供者のコミュニケーションや生殖医療へのアクセシビリティの課題が挙げられている。これらの外的障壁をできるだけ軽減するためには，初診時の問診票などに将来的な妊娠・出産の希望についての質問を設けて挙児希望の有無を確認することや，妊孕性温存に関する情報パンフレットなどを用いて，がんの臨床に携わる医療者が誰でも最低限の情報を速やかに提供できるように整えることが重要である。患者が妊孕性温存療法に関心を示した場合には，確実に生殖医療へつなげることができるような連携が求められる。

　さらに Jones らのレビュー[1]からは，内的障壁として，妊孕性温存療法を行うことによってがん治療が遅れることや，ホルモン受容体陽性腫瘍が悪化しないか，将来の妊娠への不安といった，妊孕性温存療法を選択することによるがん治療への影響を懸念することが意思決定に影響していることを指摘している。拙速に妊孕性温存の方法論だけを話し合うのではなく，がんの種類や病期から，がん治療開始前までにどの程度の時間が許容されるのか，妊孕性温存療

▶ **表6　がん患者の妊孕性温存療法に関する意思決定のプロセスへの関連因子**

妊孕性に関する情報提供のあり方	・不十分な情報提供 ・情報提供のタイミング ・患者−医療者のコミュニケーション
妊孕性温存療法を行うことへの不安	・がん治療が遅れることへの恐れ ・ホルモン受容体陽性腫瘍が悪化することへの不安 ・将来の妊娠の結果に対する不安（再発，子どもの健康など）
がんの診療チームの判断により生殖医療へ紹介がされない	・年齢，がんの病期，ホルモン感受性の有無 ・がん治療の優先性などから医療者が情報提供を判断
ジレンマ	・生きることとのトレードオフ ・治療の優先順位に対する葛藤
個人的状況	・出産歴，家族の関係性
費　用	・経済的負担

（文献1を参考に作成）

　法を受けることによって原疾患の予後に影響が生じないかどうか，治療後の妊娠・出産に与える影響について，原疾患担当医と十分に話し合う時間を設けることが大切である。

　上記以外にも，パートナーと意見が異なったり，経済的負担といった患者個人の課題を抱えている場合もあるため，個々の患者のなかで何が障壁となっているのかを話し合っていくことが望ましい。

　がんと診断され衝撃を受けている患者にとって，妊孕性を喪失する可能性を受け止めるのは，とてもつらいことである。さらに，妊孕性を喪失する可能性と直面すると同時に，患者は，生きることとのトレードオフ，がん治療と妊孕性温存療法という二重苦のなかでジレンマを感じている。Corneyら[2)]は，妊孕性温存療法を選択するジレンマに対して医療者から精神的サポートが得られないことが意思決定を困難にさせていると指摘している。

　不妊治療中にがんとの診断を受け，挙児希望が強かったり，幼少時から母親になることに対するアイデンティティを大切にしてきた女性患者は，ときにがん治療から逃げ出したくなったり，がん治療の意義を見出せなくなるケースがある。あくまでもがん治療が優先されること，それを乗り越えた後の生き方を支援するための妊孕性温存療法であることを，患者と医療者が共通理解する。医療者とその苦しい気持ちを共有することができたかどうかが，治療後のサバイバーシップにおいて治療選択への納得感にもつながると考える。

参考文献
1) Jones G, et al. Hum Reprod Update. 2017; 23: 433-57 ［PMID: 28510760］
2) Corney RH, et al. Psychooncology. 2014; 23: 20-6 ［PMID: 24038590］

（渡邊　知映）

各論 3　ヘルスケアプロバイダーが説明すべき内容は？

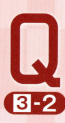

患者が未成年者の場合には，どのような関わりが望ましいか？

- 未成年であっても，患児が該当する診療について，彼らの発達に応じて理解することができるように説明し，診療について彼ら自身が自発的に考え，意思を伝えることができるように関わることが望ましい。
- そのために，すべてのヘルスケアプロバイダーは，患児の発達に応じた，正しい医療知識と適切な情報の提供，熟慮・意思決定への支援を提供することが必要となる。
- 心理専門職はこれらの点に加えて，患児，代諾者などの心理アセスメントを行う。必要に応じて彼らや医療者と相談し，心理カウンセリングや心理療法を提供し，がん診断と生殖喪失可能性から生じる不安や苦悩，精神症状の軽減を目指す。また，多職種チーム，地域ネットワークなど関係各所と連携し，関係各所がより効果的な心理社会的ケアを提供できるよう協働する。

解説

　1988年の病院のこどもヨーロッパ協会による「病院のこども憲章」，1989年の国連総会における「子どもの権利条約」，1995年の米国小児科学会（AAP）によるインフォームド・アセントに関する指針，2000年の世界医師会による「ヘルシンキ宣言改訂版」では，未成年者に対する理解度に応じた説明をし，アセントを得ることを推奨している。具体的には，医療者が，①患児が自分の状態について理解度の発達に応じて適切に認識できるように援助すること，②検査や治療で期待できることを患児に伝えること，③状況や患児の反応に影響を及ぼす要因（検査や治療を受け入れるための不適切な圧力があるかどうかを含む）についての患児の理解を臨床評価すること，④提案されたケアを受け入れるかどうか意思表明を求めること，を要件としている[1]。

　その根拠として，健常児の理解の発達理論が示されている[1]。理解の発達としては，概ね4，5歳までは，具体的に明らかに見えるものや他者の感情（真実かうそかも含めて）は把握できるものの，理由を推測し善悪を判断することは難しい。7歳頃から，具体的なものを介して平易な説明であれば理解できるようになる。9歳頃から，見た目に左右されずに論理的に理解できるようになるが，複数の条件を同時に考えないといけないような複雑な状況を論理的に理解するのは13歳頃からである。そのため，特に13歳未満の場合は条件や用語を単純化し，具体的でシンプルな絵や図を用いて平易な言葉で情報提供すると効果的である。また，13歳以上であっても論理的思考は個人差が大きいため，複雑な条件を説明する場合は図を用いて，少しずつ区切ってわからない点があるか尋ねるなど，わかりやすく提示する必要がある（表7）。

▶表7 未成年者における発達とインフォームド・コンセント
（発達は個人差が大きいため年齢は目安）

時期	年齢（開始目安）	認知，理解の発達*1	対人関係*2	情動・精神発達と起こりやすい問題*3	日本のインフォームド・コンセント※1	米国のインフォームド・コンセント※2
乳児	0歳8カ月	大人の言動を見て，自分の行動を調節する（社会的参照機能）	主たる養育者に示す愛着と見知らぬ人への恐れ。基本的信頼感の形成	情動は3カ月を過ぎると不快から怒り，嫌悪，恐れが派生し複雑化する	代諾者のインフォームド・コンセントが必要である。ただし，7歳未満でも理解力に応じてインフォームド・アセントを行うことが推奨される	代諾者のインフォームド・コンセントが必要である。ただし，7歳未満でも理解力に応じてインフォームド・アセントを行うことが推奨される
乳児	1歳6カ月	発語（1語文）。指さし，発声など含め意思の表出				
幼児	2歳	具体的なことであればイメージを形成できる（表象機能の発達）	他者とイメージを共有して遊べる（ごっこ遊び，見立て遊び）	愛着形成，自己主張や自己抑制のコントロール習得における困難。あるいは神経発達症群／神経発達障害群（発達障害）		
幼児	3歳	状況や理由を簡単に説明できる	話者がうそをついているか認識できる			
幼児	4歳	理解は見た目に左右される。他者の信念が理解できるようになるが，信念の背景や悪意まで推測できない	泣いている友人への対処はできるようになるが，理由の推測や善悪の判断は難しい			
児童	7歳	具体的操作期。うそをつき，つじつまを合わせられる。無生物概念，死の概念の形成	相手の行動や意図を予測して自分の行動を選択できる	小児期特有の表出（例えば，うつ病の特徴として怒り，イライラの表出。PTSD症状の特徴として不安，退行，問題行動の表出など）	患児に対するインフォームド・アセント。同時に代諾者のインフォームド・コンセントも必要	患児に対するインフォームド・アセント。同時に代諾者のインフォームド・コンセントも必要
児童	9歳	見た目に左右されずに質量保存が理解できる				
思春期	11歳		親・大人に対する反抗期。価値観や志向性によって友人関係を築くようになる			
思春期	13歳					
思春期	14歳					
青年期	15歳	論理的思考（2つ以上の条件の並立，三段論法の理解）	「自分とは何か」悩み，関与することでアイデンティティ達成に至る	青年期好発の精神疾患（例えば，社会恐怖，摂食障害，統合失調症，境界性人格障害など）	患者と代諾者に対するインフォームド・コンセント	患者と代諾者に対するインフォームド・コンセント
青年期	16歳					
成人期	若年成人		婚姻，家族の形成	大人の精神疾患	患者のインフォームド・コンセント	患者のインフォームド・コンセント

*1 ピアジェによる子どもの認知発達理論，発達心理学研究知見をもとにまとめた。
*2 エリクソンによる心理社会的発達理論，発達心理学研究知見をもとにまとめた。
*3 精神医学・臨床心理学研究知見をもとにまとめた。
※1 日本のインフォームド・コンセントは，「人を対象とする医学系研究に関する倫理指針」（文部科学省，厚生労働省，2014年）をもとにまとめた。
※2 米国のインフォームド・コンセントは，米国小児科学会（AAP）生命倫理委員会によるガイドラインをもとにまとめた。
http://pediatrics.aappublications.org/content/138/2/e20161484（最終access 2019/2/27）

意思決定は，理解だけでなく，対人関係，情動・精神発達，精神症状によっても影響を受ける。例えば，患児は養育者の考えに賛同・同調することが多いかもしれないが，患児が自身の病気で迷惑をかけて申し訳ないと罪悪感，自責感を抱えているがゆえに，あえて養育者の考えに同調しているかもしれない。あるいは，養育者の意図に沿わなければ世話や保護をしてもらえないかもしれないという危機意識から発した意思決定であるかもしれない。そこで，患児と養育者との関係性が意思決定への不適切な圧力となっていないか，注意を払う必要がある。この点については，心理専門職と連携して対応するほうが奏効することがある。

　患児と養育者は，情緒面，精神面でも互いに影響を及ぼし合う。医師による妊孕性温存相談で患者か家族の一方が否定的な感情を表出すると，もう一方も否定的な感情を表出しやすい[2]。そのため，患児のみならず養育者や関係者のメンタルヘルスにも注意を払い，彼らに対しても適切なケアを提供・紹介する必要がある。

　医療者と患児が，不妊になるリスクや妊孕性温存について不完全な理解，正確でない理解の場合，生殖の困りごとを悪化させてしまう[3]。その根拠として，養育者が知識に自信がなく，あいまいにした様子というのは，3歳児であっても声のトーン，目の動きなどノンバーバルサインによって認識できるため[4]，不安が増幅されると考えられる。また，正確な情報提供だけでなく，決定葛藤の心情に寄り添い，葛藤への対処を話し合うといった意思決定支援も必要である。そのために，ヘルスケアプロバイダーは，妊孕性の問題に関する医学教育と意思決定支援に関する研修を受ける必要がある。

　意思決定は精神症状によっても左右される。大人の乳がん患者を対象とした研究で，医師が推奨する術後化学療法に対する受容は，抑うつ症状がない場合は9割が受容するが，抑うつ症状があると5割だけが受容する[5]。また，15～39歳の思春期・若年成人(AYA)世代において，心的外傷後ストレス障害(PTSD)の有病率は，がん診断後6カ月時点で22.3%，12カ月時点で21.8%である[6]。PTSDは，医師の説明を理解できなかったり忘れやすかったり，一見平常のようにみえても現実感がなく，ぼんやりしている場合もある。他方，若年者の精神症状の表出は大人と異なる面もある。例えば，うつはイライラや怒りとして表出されたり，PTSDは不安，退行，身体症状，問題行動として表出されたりする。このように，精神症状はコンプライアンスに影響するので，心理専門職による観察と対応，協働が必要とされる。

参考文献
1) Committee on Bioethics. Pediatrics. 2016; 138 [PMID: 27456514]
2) Koizumi T, et al. J Adolesc Young Adult Oncol. 2018; 7: 504-8 [PMID: 30036103]
3) Benedict C, et al. Curr Opin Support Palliat Care. 2016; 10: 87-94 [PMID: 26730794]
4) Matsui T, et al. Cognitive Development. 2006; 21: 158-73
5) Colleoni M, et al. Lancet. 2000; 356: 1326-7 [PMID: 11073026]
6) Kwak M, et al. Psychooncology. 2013; 22: 1798-806 [PMID: 23135830]

〈小泉 智恵〉

各論 4　がん・生殖医療の提供体制は？

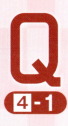

がんを取り扱う診療施設と同一施設内でがん・生殖医療を行う場合の対応は？

- 原疾患担当医の診断時から可能な限り早期に連携が可能となり，さらに迅速な対応が可能である。
- カルテの共有により，正確な情報交換がオンタイムで可能である。
- 原疾患担当医と生殖医療担当医からの説明の一貫性が保たれる。
- がん・生殖医療に関わるヘルスケアプロバイダーが定期的に合同カンファレンスを行うことで，詳細な情報交換と知識の強化，向上，レベルアップができる。

解説

◆がん・生殖医療外来の取り組み

　筆者の施設(以下，当院)では2010年から，がん・生殖医療外来を開設し，妊孕性温存療法に取り組んでいる。がん・生殖医療の主たる目的は妊孕性温存療法の施行であるが，がん治療後の不妊症患者(早発卵巣不全患者を含む)に対しての生殖医療にも取り組んでいる。

　当院におけるがん・生殖医療外来の流れは，まず原疾患担当医から「いかなるときも生殖医療よりがん治療が優先されるべきである」という遵守すべき原則を説明する。妊孕性温存の可否を判断し，同日に生殖医療担当医から具体的な方法について説明する。がん治療までに残された期間，治療による卵巣機能低下リスク，年齢などを考慮し，妊孕性温存内容とリスクについて説明する。可能な限り看護師と心理カウンセラーが同席し，精神的サポートができるようにしている。当院では必ず原疾患担当医の許可なしにはがん・生殖医療は実施しないことを徹底しており，紹介状をもとに電話やメールで原疾患担当医と直接連絡をとり，生殖医療施行可能かを判断している。これは，がん・生殖医療外来において最も重要なことだと考えている。

◆がん・生殖医療外来受診患者の状況

　2010年から2017年までの当院におけるがん・生殖医療外来受診者について検討した。総受診者数は800人(男性83人，女性694人，小児23人)であった。①妊孕性温存療法目的の受診者が601人，②がん治療後の不妊症例は199人(すべて女性)であった。妊孕性温存目的で受診した患者のうち，実際に妊孕性温存療法を行った症例は，男性90.3%(75/83)，女性41.0%(203/495)，小児60.8%(14/23)であった。

　妊孕性温存率の年次推移(女性)を図5に示す。がん・生殖医療が普及するにつれ，妊孕性温存施行率は上昇することも予想されたが，どの年も約40%前後でほぼ一定であった。妊孕性温存療法目的で受診した女性患者495人のうち，院内紹介例は183人(37.0%)，他院紹介例は312人(63.0%)であった。院内紹介か否かにより温存率が異なるかを検討したが，院内

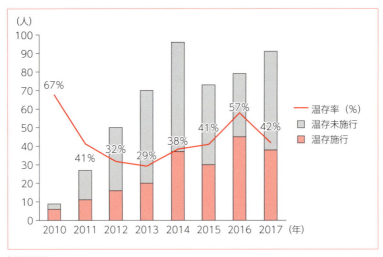

▶図5　受診者数と妊孕性温存率（女性）

▶表8　疾患別妊孕性温存率（女性）

原疾患	温存数／受診者数(人)	温存率(%)
乳がん	169/350	48.3
卵巣腫瘍	1/38	2.6
悪性リンパ腫	5/23	21.7
全身性エリテマトーデス	4/16	25.0
子宮頸がん	2/11	18.2
大腸がん	4/9	44.4
骨髄異形成症候群	6/9	66.7
急性リンパ性白血病	4/8	50.0
急性骨髄性白血病	2/6	33.3
再生不良性貧血	1/2	50.0
胃がん	0/3	0
結節性多発動脈炎	0/2	0
脳腫瘍	0/2	0
肛門管がん	1/1	100
消化管間質腫瘍（GIST）	1/1	100
ユーイング肉腫	1/1	100
副耳下腺腫瘍	1/1	100
高安動脈炎	1/1	100
その他*	0/11	0
合計(人)	203/495	41.0

＊その他（11例の内訳）
・膵がん
・肺がん
・慢性骨髄性白血病
・未分化胎児性肉腫
・胚芽腫
・前縦隔腫瘍
・多発性骨髄腫
・ANCA関連腎炎
・成人Still病
・潰瘍性大腸炎
・Turner症候群

紹介40.4％（74/183）と他院紹介41.3％（129/312）であり，差は認めなかった．男性患者83人のうち院内紹介例は27人（32.5％），小児患者23人のうち院内紹介例は10人（43.4％）であった．

　原疾患別の温存率（女性）を表8に示す．乳がん患者が受診者数の70.7％（350/495）を占め，妊孕性温存を施行した症例は48.3％（169/350）だった．次いで多い疾患が卵巣腫瘍だが，採卵時にがん細胞播種リスクがあること，卵巣組織凍結においても移植時のがん細胞の再移入の可能性が高いことから，当院では基本的には妊孕性温存の適応外と考えている．造血器

疾患(骨髄異形成症候群,急性リンパ性白血病,再生不良性貧血)における温存率は約50％と高い。理由として,原疾患の治療により卵巣機能不全となる可能性が高いことが挙げられる(造血幹細胞移植など)。

温存しなかった292人の状況と理由を検討した。妊孕性温存適応外と診断した症例は63人であり,理由は卵巣への転移や腹膜播種のハイリスク(27人),年齢42歳以上(10人),原疾患の治療優先(9人),遠隔転移あり予後不良(6人),治療開始までに時間がない(4人),血栓症のハイリスク(1人),卵巣機能不全(2人),受診後妊娠(2人),治療方法の変更により必要なし(2人)であった。妊孕性温存療法適応ありと判断され,話を聞いた上で希望しなかった症例は229人であった。そのうち8人は他院にて妊孕性温存療法を行った。

◆ **同一施設内で治療と行うメリット**

妊孕性温存療法は,がん治療開始前の限られた期間に行うことが求められる。短期間で多数の原始卵胞を保存できる方法として卵巣組織凍結保存があり,その有効性が確立しつつあるが,ASCO ガイドライン2018[1]においてもいまだ臨床研究段階の位置付けとなっている。確立された方法と認識されている卵子凍結や胚凍結保存では,ランダムスタート法[2]による調節卵巣刺激(COS)を用いたとしても,1サイクルあたり約2週間必要となる。患者が十分な説明を受け,理解し決断するには,「時間」が必要である。同一施設でがん・生殖医療を行うことでの最大のメリットは,この限られた時間を有効に活用できることだと考える。早期に連携がとれることにより,妊孕性温存の選択肢が増える。また,妊孕性温存を選択しないという自己決定にもつながると考える。同一施設内で電子カルテが共有されているため,正確かつ詳細な情報交換がオンタイムで可能であり時間的ロスが少ない。当院では,乳腺科と産婦人科の合同カンファレンスを毎月1回行っており,2014年11月から2018年5月までに計34回開催した。症例ごとに治療方針を検討し,細かい情報共有を行うことで患者に対しての説明の一貫性が保たれるメリットがある。カルテの共有と合同カンファレンスは,連携体制の構築において非常に有意義であると感じている。

◆ **小児における妊孕性温存療法**

小児における唯一の妊孕性温存療法は,卵巣組織凍結保存である。原疾患は造血器疾患が多く,治療開始までに時間的猶予がないことが多い。原疾患の状況により当院への受診が困難な場合,我々スタッフが先方の施設に伺い,妊孕性温存について説明することもある。小児患者の場合,患者の発達段階と理解度に応じた情報提供が不可欠であり,インフォームド・アセント[3]とインフォームド・コンセントに十分な時間をかける必要があるため,同一施設で行うメリットはさらに大きいと考える。

◆ **おわりに**

がん・生殖医療においては,原疾患担当医と生殖医療担当医の直接連携が必須であり,同一施設内で行うメリットは大きい。しかし,他施設間であっても医療連携体制が確立し機能している場合には,同一施設内と同じメリットが得られる。当院での検討においては,院内紹介例と他院紹介例において妊孕性温存施行率に差はみられなかった。しかし,実際の妊孕性温存決断の現場においては,情報共有の困難さや時間的制限,紹介状内容と患者理解の乖離などが問題となることがある。がん・生殖医療の目的は妊孕性を温存するか否かだけではなく,「将来

子どもをもつこと」について，がん治療前に十分に考えることにある．患者が妊孕性温存について十分な説明を受け，納得のいく自己決定ができるように，いかに支援できるかが重要であり，そのための連携体制の構築は必須である．

参考文献
1) Oktay K, et al. J Oncol Pract. 2018; 14: 381-5 [PMID: 29768110]
2) Cakmak H, et al. Fertil Steril. 2013; 100: 1673-80 [PMID: 23987516]
3) American Academy of Pediatrics. Pediatrics. 1995; 95: 286-94 [PMID: 7838651]

〈洞下 由記，鈴木 直〉

各論 4　がん・生殖医療の提供体制は？

Q4-2 がんを取り扱う診療施設と同一施設内でがん・生殖医療を行っていない場合の対応は？

A

- 地域完結型がん・生殖医療ネットワーク（以下，地域ネットワーク）へ紹介する。
- 地域ネットワークが未整備の場合，インターネットなどの情報を参考にして，最寄りの妊孕性温存実施施設などに相談する。
- 妊孕性温存の適応が乏しいと考えられる症例であっても，カウンセリングなどの心理社会的支援が受けられることがある。
- 紹介にあたっては，日本がん・生殖医療学会が作成した情報提供用紙などを用い，遺漏のない情報提供を行う。

解説

　米国臨床腫瘍学会（ASCO）では，既に2006年から妊孕性温存ガイドラインを作成し，すべての医療者は，がん治療開始前のなるべく早期に，治療による不妊の可能性に留意し，妊孕性温存を希望する患者を生殖医療専門医に紹介すべきとしている[1]。本邦でも，日本癌治療学会編集『小児，思春期・若年がん患者の妊孕性温存に関する診療ガイドライン2017年版』で「挙児希望がある場合，がん治療医は，可能な限り早期に生殖医療を専門とする医師を紹介する」ことを推奨している[2]。原疾患の治療が優先であり，妊孕性温存が原疾患の治療成績を低下させないことが前提となるが，がんを取り扱う診療施設内でがん・生殖医療を行っていない場合でも，ガイドラインを尊重することが求められる。

　がん診療施設の多くは同一施設内の産婦人科でがん・生殖医療を施行していないため，地域完結型がん・生殖医療ネットワーク（以下，地域ネットワーク）（各論Q4-3，79頁参照）[3]に参加し，ネットワーク内のがん・生殖医療相談センター（以下，同センター）に患者を紹介することが必要である。同センターは，紹介された患者に対して妊孕性温存から妊娠・出産に至るまでの医療支援を行うと同時に，看護師や心理士（師）などによる心理社会的支援を行う。また，同センターは各自治体のがん対策部門などと連携することによって，ネットワークの円滑な運営のための施策を実施することも求められる。最近では，経過観察が既に終了し，成人期に達した小児がん経験者（CCS）の生殖・内分泌機能や妊娠・出産などに対するトランジショナルケア（transitional care，移行期のケア）に関与することも想定されている（図6）。

　しかし現状では，地域ネットワークが整備されていない自治体も少なくない。この場合，日本がん・生殖医療学会のホームページ（http://www.j-sfp.org）で種々の説明資料を得て患者に提供したり，日本産科婦人科学会のホームページ（http://www.jsog.or.jp/facility_program/search_facility.php）で最寄りの妊孕性温存実施施設を検索して相談したりするこ

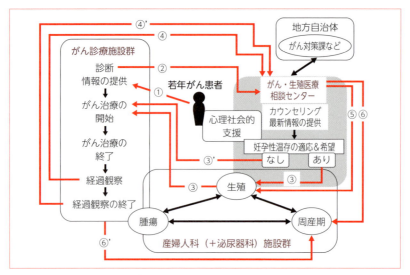

▶図6 地域完結型がん・生殖医療ネットワークにおける医療連携の実際

① 若年がん患者ががん診療施設を受診し，診断・治療計画に加えて治療が生殖機能に及ぼす影響などに関する情報提供を受ける。
② 患者が生殖機能や妊孕性温存に関するさらなる情報提供を求めた場合，がん診療施設の担当医は迅速にがん・生殖医療相談センター(以下，同センター)に連絡をとり，患者を紹介する。
③ 同センターでは，カウンセリングや妊孕性温存に関する最新の情報提供を行うとともに，必要な心理社会的支援を行う。その結果，妊孕性温存の適応および患者の希望がある場合は，生殖医療施設に患者を紹介し，妊孕性温存を行ってから原疾患の治療を開始する。
③' 妊孕性温存の適応または患者の希望がない場合は，遅滞なくがん診療施設で原疾患の治療を開始する。
④ がん治療が終了し，経過観察中に患者が挙児を希望し，原疾患担当医が妊娠可能と判断した場合，がん診療施設から同センターに情報提供が行われる。
④' がん治療および経過観察が終了した場合でも，生殖機能などに対するトランジショナルケアを目的とした同センターへの紹介が望ましい。
⑤ 同センターでは，患者の妊娠・出産に伴うリスクを評価し，妊娠可能と判断した場合は，同リスクに関して患者に十分な情報提供を行い，妊孕性温存を施行した生殖医療施設に紹介する。
⑥ 患者が妊娠した場合は，生殖医療施設からに加えて，同センターからも周産期施設への情報提供を行うことが望ましい。
⑥' 必要時には，がん診療施設から周産期施設への情報提供を行い，原疾患に対する診療を行う。

とが求められる。

　生命予後が不良と考えられる場合や，妊孕性温存に必要な時間的猶予がない場合など，妊孕性温存の適応が乏しいと考えられる場合でも，カウンセリングなどの心理社会的支援が得られる場合がある。このため患者の希望があり，同センターの受け入れが可能であれば，地域ネットワークへの紹介を考慮できる。

　なお，患者の紹介にあたっては疾患名などのほか，進行期，治療予定，予後などに関する詳細な情報提供が望ましいため，日本がん・生殖医療学会が作成した情報提供用紙(Appendix1, 92頁参照)などを用いる。

1) Loren AW, et al. J Clin Oncol. 2013; 31: 2500-10 [PMID: 23715580]
2) 日本癌治療学会 編．小児，思春期・若年がん患者の妊孕性温存に関する診療ガイドライン 2017年版．金原出版，東京，2017, pp22-24
3) Furui T, et al. Reprod Med Biol. 2016; 15: 107-13 [PMID: 29259426]

（髙井　泰）

各論 4 がん・生殖医療の提供体制は？

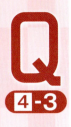

紹介できる地域ネットワークは？

▶がん診療施設が生殖医療専門医および生殖補助医療(ART)実施登録施設と連携して、患者の意思決定や心理社会的支援、妊孕性温存実施などを地域で完結することを目的とした医療連携体制は、22府県で稼働中である（日本がん・生殖医療学会調べ、2019年2月現在）。

解 説

　若年がん患者の生殖機能に関する問題では、適切なタイミングで必要な情報を正確に提供し、妊孕性温存実施や非実施まで含めた自己決定を支援することが重要である[1]。この支援を実践するためには、がん治療医と生殖医療医が密に協力した情報提供体制が必要となる。

　しかしながら、2018年4月1日現在、がん診療連携拠点病院402施設、日本産科婦人科学会「体外受精・胚移植の臨床実施に関する登録施設」609施設〔うち「医学的適応による未受精卵子、胚(受精卵)および卵巣組織の凍結・保存に関する登録施設」93施設〕のなかで、両者を兼ねている施設は、94施設(医学的適応47施設)であった。12県では医学的適応での登録施設は0であった[2, 3]。

　2016年に実施した厚生労働科学研究「総合的な思春期・若年成人(AYA)世代のがん対策のあり方に関する研究」班(堀部班)での全国がん治療医に対する調査結果[4]でも、日本産科婦人科学会ART実施登録施設であると回答した専門医は全体で48.0％、大学病院所属医師では79.3％、非大学病院所属医師では17.8％であった。また、不妊に関する情報を説明していない医師は非大学病院で多く、専門別では、乳がん治療医で有意に少なかった。また、2017年に国立研究開発法人日本医療研究開発機構(AMED)大須賀班で実施した、39歳以下のがん患者の治療経験を有するがん診療連携拠点病院に対する実態調査(2017年7月班会議)でも、生殖医療専門医の配置やARTの実施可能な施設は全体で30％程度であり、その70％以上が大学病院に偏在しているといった結果が示された。

　そこで、生殖機能に関する正確な情報提供と自己決定支援を受け、適切な妊孕性温存が行われるようにするため、がん治療施設と生殖医療医(施設)が相互信頼に基づく情報共有ができる地域ネットワークが必要となる。日本がん・生殖医療学会の調査によると、2018年10月現在、全国の23府県で地域ネットワークが稼働している(図7)。これらの地域ネットワークの稼働状況も、対応症例数、対応がん種、施設間連携の実数などに若干の差は認められる(AMED大須賀班調べ)。そこで日本がん・生殖医療学会では、地域ネットワークの構築の促進とともに、既存ネットワークの活動支援を目的として2016年12月にOncofertility Consortium Japan[5]を立ち上げた。これに参加するネットワーク間で、情報・資材の共有をはじ

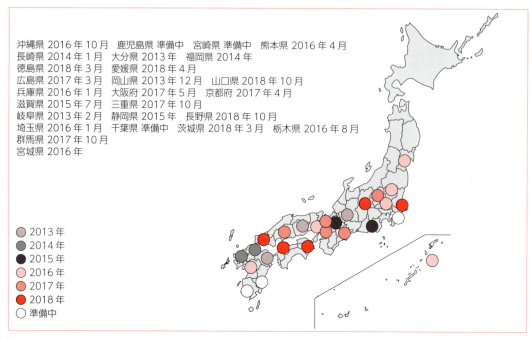

▶図7　地域におけるがん・生殖医療ネットワークの全国展開(2018年10月現在)

めとした相互支援体制が構築されている。

　適切なタイミングで正確な情報提供がなされるシステムに加え，若年がん患者の妊孕性温存を検討する上で重要な点は経済的な問題である．本来なら妊孕性温存の医学的メリットが大きいと思われる場合でも，高額な費用が理由で妊孕性温存を断念せざるをえない若年がん患者は少なくない．そこで，2016年の滋賀県を皮切りに，京都府，岐阜県，埼玉県，広島県でがん・生殖医療に関する都道府県レベルでの公的助成金制度が開始されている．岐阜県で平成30年度より開始された制度では，情報提供のみで妊孕性温存を選択しなかった症例や，妊孕性温存が不成功に終わった患者に対しても助成されることになっている．

　地域ネットワークでの意思決定支援や日本がん・生殖医療学会で開発中の患者登録システムなどを，今後普及が予測される助成金制度と結び付けることによって，経済的負担の軽減に加え，地域ネットワークの普及，登録率の向上による情報管理，がんや妊娠・出産の予後などのエビデンス作りなどの効果も期待される．

1) 古井辰郎, 他. 第6章 これからのがん・生殖医療. Q48 わが国におけるがん・生殖医療ネットワークとその役割は？―JSFPの取り組みを中心に. 大須賀 穣, 鈴木 直 編. がん・生殖医療ハンドブック. メディカ出版, 大阪, 2017, pp324-328
2) 国立がん研究センター. がん情報サービス：病院を探す(最終access 2019/2/27)
　https://hospdb.ganjoho.jp/kyoten/
3) 日本産科婦人科学会. 登録施設一覧(最終access 2019/2/27)
　http://www.jsog.or.jp/facility_program/search_facility.php
4) 古井辰郎, 他. 本邦におけるAYA世代がん患者に対する妊孕性に関する支援体制―がん専門医調査の結果より. 癌と化学療法. 2018; 45: 841-6
5) Oncofertility Consortium Japan：各地域ネットワーク活動状況(最終access 2019/2/27)
　http://www.j-sfp.org/cooperation/index.html

〔古井 辰郎, 森重 健一郎〕

各論 5 その他

Q 5-1 妊孕性温存療法を希望するがん患者に経済的援助を行う助成制度は？

A
- がん・生殖医療における経済的要因は，患者が妊孕性温存療法を受けるか否か自己決定する際に重要となる要素の一つである。
- 現時点では，都道府県もしくは市の単位で助成制度を有している地域がある。また，血液疾患では患者団体による援助がある。
- 今後，居住する地域や罹患した疾患に限定されない形での，国による助成制度の確立が望まれる。

解 説

　近年，本邦においても，がん患者に対する妊孕性温存療法が普及しつつあり，女性の場合は日本産科婦人科学会に登録された施設において，妊孕性温存療法としての卵子凍結や胚凍結，卵巣組織凍結保存を受けることが可能となっている。また，男性では多くの高度生殖補助医療（ART）実施施設において精子凍結保存を受けることが可能である。

　しかしながら臨床の現場においては，技術的にこれらの治療を提供することが可能であっても，様々な理由から最終的に妊孕性温存療法を実施しないケースに遭遇することは稀ではない。Panagiotopoulou らは，37 件の文献に関するメタアナリシスにより，患者が妊孕性温存療法に進まなかった場合の要因について検証しており，経済的な要因は，患者側が妊孕性温存療法を受けないことを選択する根拠となる外因性の要因のうち，代表的なものの一つとして挙げられている[1]。さらに，妊孕性温存に関する決断において，経済的な要因が患者の選択に大きな影響を及ぼすことを指摘する 11 の文献のうち，その大多数が米国からの報告であったことも指摘されている[2]。米国における本領域の代表的な団体である，Oncofertility Consortium の主催者である Woodruff らの調査では，妊孕性温存療法にかかる医療費は国によってかなりのばらつきがあるものの，日本を含めて基本的に高額であり，保険による支払いや助成のない国のほうが多い現状を報告している。一方で，フランスやスペイン，デンマーク，オランダ，カナダのケベック州などでは，妊孕性温存に関する医療費は保険ですべて補助されていることが報告されている（表 9-a, b）[3,4]。

　本邦では現時点において，妊孕性温存療法に関する国としての助成制度は確立されておらず，都道府県もしくは市単位での助成が少数ながら存在する。また，患者団体による妊孕性温存療法の助成も存在する。表 10 に現時点（2019 年 3 月現在）で確認されている妊孕性温存療法の助成に関するまとめを示す。

　今後，本邦において妊孕性温存療法の助成に関する議論を行っていく必要はあるが，その予

▶表9-a 各国における妊孕性温存療法の費用と公的助成の状況（アフリカ，アジア，欧州）

国	費用	公的助成	国	費用	公的助成
エジプト	採卵 500～1,000 ドル	なし	デンマーク	無料	
チュニジア	採卵 80～135 ドル	不妊カップルのみ	フランス	無料	
中国	270 ドル	なし	ドイツ	具体的記載なし	一部
インド	具体的記載なし（高額）	なし	ポーランド	670～2,780 ドル	なし
イラン		一部	ポルトガル	医療費の 31%のみ支払い	あり
日本	採卵 150～8,000 ドル	一部	オランダ	無料	
韓国	採卵 2,000～3,000 ドル	なし	ロシア	25 歳未満は基金により支払われる	なし
トルコ	高額	なし	スペイン	無料	
オーストリア	地域により払い戻し可能	IVF の適応により，胚凍結の助成あり	英国	無料	
ベルギー	18 歳未満無料，18 歳以上は 560 ドル	あり			

（文献 3，4 より引用）

▶表9-b 各国における妊孕性温存療法の費用と公的助成の状況（北米，オセアニア，南米）

国	費用	公的助成	国	費用	公的助成
カナダ	無料～少額（具体的記載なし）	あり ケベック州では無料 オンタリオ州では精子・卵子凍結の助成を開始	オーストラリア	保険で若干のカバーあり 高額	なし
			アルゼンチン	がん患者のみ保険でほとんどがカバーされる 少額のみ支払い	なし
メキシコ	高額	なし	ブラジル	採卵 4,500～5,000 ドル 卵巣組織凍結 4,000 ドル	なし
パナマ	少額の支払いあり	一部基金による助成あり	チリ	卵子凍結 4,000 ドル程度 胚凍結 5,000 ドル程度	卵巣組織凍結は研究費で無料となる 精子凍結も公的助成により無料
米国	一部の保険のみカバー可能	なし	ペルー	一般の IVM および胚凍結 3,000 ドル 卵巣組織凍結 1,500 ドル	なし

（文献 3，4 より引用）

算を検討するにあたり，第一に妊孕性温存療法の試算を計上する必要性があり，その額は最高で 10 億円程度と考えられている[5]。その根拠の一例として，筆者らが平成 28 年度に実施した，厚生労働省子ども・子育て支援推進調査研究事業「若年がん患者に対するがん・生殖医療（妊孕性温存治療）の有効性に関する調査研究」の調査結果がある。妊孕性温存療法の助成が開

▶ 表10 妊孕性温存療法に関する助成の現状（2018年6月現在）

拠出元	名　称	開始年	備考・条件
滋賀県	滋賀県がん患者妊孕性（にんようせい）温存治療助成事業	2016年	精子・卵子・受精卵・卵巣組織等が適応 男性2万円，女性10万円が上限 1人1回まで。43歳未満
京都府	京都府がん患者生殖機能温存療法助成事業	2017年	精子・卵子・卵巣組織が適応 男性3万円，女性20万円が上限 1人1回まで。40歳未満
埼玉県	がん患者さんの生殖機能（妊孕性）温存治療に対する助成制度	2018年	精子・卵子・卵巣組織が適応 男性5万円，女性25万円が上限 1人1回まで。40歳未満
広島県	広島県がん患者妊孕性（にんようせい）温存治療費助成事業	2018年	精子・卵子・受精卵・卵巣組織等が適応 男性2万円，女性20万円が上限 1人1回まで。40歳未満
岐阜県	岐阜県がん患者生殖機能温存治療費助成事業	2018年	精子・卵子・受精卵・卵巣組織等が適応 男性3万円，女性20万円が上限 1人1回まで。43歳未満
いすみ市(千葉県)	いすみ市不妊治療（がん・生殖医療）費助成事業	2016年	精子・卵子・受精卵・卵巣組織等が適応 20万円が上限。1人1回まで
館山市(千葉県)	館山市がん・生殖医療治療費助成	2018年	精子・卵子・受精卵・卵巣組織等が適応 20万円が上限。1人1回まで
全国骨髄バンク推進連絡協議会	こうのとりマリーン基金	2013年	血液疾患患者で卵子凍結のみ 上限5万円。35歳以下

（古井辰郎先生提供：日本がん・生殖医療学会調べを改変）

始された場合，年間の治療数を予測すると卵子凍結保存が920例，胚凍結保存が1,600例，卵巣組織凍結保存が100例，精子凍結保存が3,000例程度になるとされる。それぞれの治療法の助成金を，以下の金額で計算したところ（卵子凍結：20万円，胚凍結：40万円，卵巣組織凍結：60万円，精子凍結：6万円），女性では8.8億円，男性では1.8億円が必要と試算された[5]。現在，これらの試算をもとに，厚生労働省に対して妊孕性温存療法に関する助成金システム構築に関する提案を行っており，がん患者の治療後のQOLの向上に向けた取り組みがなされている。しかしながら，これらの助成制度を実現させるためには，妊孕性温存療法の実態を正確に把握するための登録制度の確立，妊孕性温存療法が安全かつ有効に行われるためのクオリティコントロールの問題を解決しなければならない。そのためにも，学会主導による継続的な活動が期待される。

1) Panagiotopoulou N, et al. Eur J Cancer Care (Engl). 2018; 27 [PMID: 26676921]
2) Jones G, et al. Hum Reprod Update. 2017; 23: 433-57 [PMID: 28510760]
3) Rashedi AS, et al. J Glob Oncol. 2017 [DOI: 10.1200/JGO.2016.008144]
4) Salama M, et al. J Glob Oncol. 2018 [DOI: 10.1200/JGO.17.00121]
5) 平成28年度厚生労働省 子ども・子育て支援推進調査研究事業. 若年がん患者に対するがん・生殖医療（妊孕性温存治療）の有効性に関する調査研究（研究代表者：鈴木 直，研究分担者：髙井 泰）. 総括報告書. 平成29年(2017年). pp19-24より抜粋

（髙江 正道，鈴木 直）

各論 5　その他

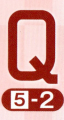

Q 5-2　がん患者が死亡した場合，生殖補助医療（ART）実施施設ではどのように死亡の事実を確認するのか？

- ART実施施設で患者死亡の事実を確認することは困難であるため，胚・配偶子（未受精卵，精子）・性腺組織（以下，胚など）の保存期間を定め，患者から期限内に保存期間延長の申し出がない場合は廃棄することを原則とする。
- 胚などを凍結保存する場合，治療開始前に患者に凍結保存期間，期間延長の手続き，そして廃棄となる条件を書面にて説明し，同意を得る。
- 胚などの所有権は患者に帰属し，ART実施施設は保管を患者から委託されている。したがって，廃棄条件の説明と同意が不明確な場合に，ART実施施設のみの判断で胚などを廃棄すると，問題が発生する可能性がある。

解説

　通常のARTとして，胚などの凍結保存は日常的に行われている。妊娠・出産を終えて治療再開の意思がなく，患者が来院しない状態で余剰な胚などが多数ART実施施設に保存されていることは珍しくない。したがって，胚などの適切な廃棄実施はART実施施設にとって現実的な問題であり，また倫理的，社会的に慎重な対応が求められる案件である。

　日本産科婦人科学会の見解[1-3]によると，保存された胚などの廃棄は，①患者から廃棄の意思が表明された場合，②患者が生殖年齢を超えた場合，③患者が死亡した場合，④胚では，患者夫婦が離婚した場合に行うことが明記されている（総論Q1-1，3頁参照）。しかし，患者の死亡を医療機関で確認することはしばしば困難となる。がん・生殖医療を受けた患者が，がん治療目的で通院を続けていれば追跡可能であるが，ART実施施設で患者の死亡を確認することは，ほぼ不可能である。一般のARTにおいても，患者転居などにより患者夫婦との連絡手段がなくなることは珍しくない。したがって，日本産科婦人科学会の見解でも，胚などの保管責任は有限とし，定期的に胚などの保存継続意思の確認を行うことを必須としている。確認する期間は施設ごとに設定されるが，通常は数カ月～数年とされる。

　胚などの廃棄に関する説明と同意は，ART実施前に行われなければならない。すなわち，保存期間を有限とし，その期限内に患者から保存期間延長の手続きが行われない場合は，廃棄されることを説明することが重要である。がん・生殖医療では，患者本人が死亡する可能性，保存期間が長期にわたる可能性，未成年においては説明・同意を得る対象が複数となることなど，一般ARTと異なることが多い。がん治療と並行して説明を行う状況となるため，説明・同意の取得時には，保存期間や延長手続き，廃棄に関する説明パンフレットと同意書の写しを本人へ渡すとともに，同意書を長期間保管することが重要である。

日本産科婦人科学会の見解によると，凍結保存されている胚などの所有権は患者あるいは夫婦に帰属し，医療機関は委託を受けて保管しているとされている．すなわち，胚などはART実施施設が患者から預かっているものであり，ART実施施設には保管責任がある．医療機関の閉院やARTの中止，天災や不可抗力による胚などの破損などに関しても，有限責任を原則として，事前に説明し同意を得ておく．閉院などに際しては，患者の承諾を得た上で，保管委託されている胚などを他のART実施施設へ移送する必要も生じる．一方，患者は胚などの委託に関する費用負担と，その契約内容を理解しておく義務がある．しかし，胚などの保存期限が近づいても患者からの積極的な意思表明がなく，判断がなされないまま結果的に延長手続きがされない消極的な状況や，保存期限を忘れていたため保存期限を過ぎてから問い合わせがあることも少なくないため，事前の明確な説明と契約内容の確認，継続的な管理がないと法的係争に発展する可能性がある．

　胚は夫婦いずれかが死亡した場合，離婚した場合に廃棄される．配偶子は離婚後も保管可能であるが，本人が死亡した場合には廃棄される．しかし，患者の死亡後に遺族が胚などの返還を求める事例が発生するなど，胚などの保管にあたっては，今後さらに慎重な対応が必要である．

参考文献

1) 日本産科婦人科学会．ヒト胚および卵子の凍結保存と移植に関する見解(最終 access 2019/2/27)
http://www.jsog.or.jp/modules/statement/index.php?content_id=22
2) 日本産科婦人科学会．医学的適応による未受精卵子，胚(受精卵)および卵巣組織の凍結・保存に関する見解(最終 access 2019/2/27)
http://www.jsog.or.jp/modules/statement/index.php?content_id=23
3) 日本産科婦人科学会．精子の凍結保存に関する見解(最終 access 2019/2/27)
http://www.jsog.or.jp/modules/statement/index.php?content_id=26

（桑原 章）

各論 5　その他

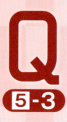

Q 5-3　死亡後の凍結した生殖細胞あるいは卵巣組織の取り扱いは？

- ▶日本産科婦人科学会の会告，日本生殖医学会のガイドラインでは，医学的適応で凍結・保存した配偶子，卵巣組織は本人が死亡した場合は廃棄*することが明記されている。
- ▶患者本人死亡後の凍結・保存している生殖細胞あるいは卵巣組織は廃棄する。
- ▶配偶子もしくは卵巣組織を凍結・保存時に凍結希望の意思を確認する作業のため定期的に来院する(多くの場合１年ごと)必要があることを説明し，患者自身から文書で同意を得ていれば，確認作業に来院しない場合には廃棄することができる。

*日本生殖医学会では，「破棄」の用語を使用している。

解説

　生殖医療技術の発達により，これまで想定されなかったことが技術的に可能になった。死後に凍結・保存していた配偶子を用いて生殖補助医療(ART)を行うことにより子を産む「死後生殖」もその一つである。2003年に夫の死後，凍結保存していた精子を用いて体外受精を行い出生した子どもの認知を求めた女性の訴えに対して，松山地裁はその請求を棄却する判決を下した。翌年，高松高裁は子どもと死亡した父親に血縁関係があること，夫の生前の同意があることなどより認知を認めた。しかし2006年の最高裁判決では，再び妻の請求は棄却された。

　この訴訟問題が社会問題になったことを受けて，日本産科婦人科学会は2007年に「精子の凍結保存に関する見解」を出した。本会告では「凍結精子は，本人から廃棄の意思が表明されるか，あるいは本人が死亡した場合，廃棄される」と定めている[1]。すなわち，本会告により死後生殖は禁止されている。

　一方，凍結保存された未受精卵子および卵巣組織の取り扱いに関しては，日本生殖医学会が2013年に『医学的適応による未受精卵子あるいは卵巣組織の凍結・保存のガイドライン』において，「未受精卵子等は，同意権者から破棄の意思が表明されるか，本人が死亡した場合は，直ちに破棄する」とした[2]。日本産科婦人科学会が2016年に出した会告『医学的適応による未受精卵子，胚(受精卵)および卵巣組織の凍結・保存に関する見解』では，「保存された未受精卵子，胚は被実施者(胚の場合は，被実施者夫婦のいずれか)が死亡した場合は廃棄される」となっており[3]，両学会とも精子と同様に，未受精卵子，卵巣組織を用いた死後生殖を禁止している。

　法曹界においては，日本弁護士連合会が2007年に『「生殖医療技術の利用に対する法的規

制に関する提言」についての補充提言』のなかで死後生殖について，「凍結保存された精子もしくは卵子又は胚は，預託者もしくは提供者が死亡したときは，預託者又は提供者の意思にかかわらずこれを廃棄」し，「死亡した配偶者の精子又は卵子はこれを使用してはならない」とした[4]。

また諸外国においては，国際生殖医学会(IFFS)の調査でも法律もしくはガイドラインで凍結精子を用いた死後生殖を容認している国は，米国(一部の州は禁止)，英国，オーストラリア，ベルギーなど回答した国の27%であり，凍結卵子を用いた死後生殖を認めている国は24%であった[5]。

筆者らの施設(以下，当院)においては，日本産科婦人科学会の会告，日本生殖医学会のガイドラインに従い，「45歳以上になった場合，死亡した場合，行方不明の場合の卵子は廃棄」としている。保管期間には1年毎の更新が必要とし，依頼者自身に当院産婦人科外来を受診してもらい，生存の確認，凍結保存継続の意思確認と，継続意思がある場合は保管料の支払いを求める。また，更新意思の確認が3カ月間以上得られない場合や音信不通の場合，更新保管料を1年間以上滞納した場合は，卵子を廃棄することとしている。

2017年，大阪で凍結・保管していた精子を依頼者に無断で廃棄したとして，依頼者が保管先の病院に対して損害賠償請求を起こした裁判では，病院側が再発防止に努めるとともに原告側に解決金を支払うことで和解が成立している。すなわち，凍結・保管開始時において依頼者が死亡した際には廃棄すること，さらには定期的な意思確認などが必要で，凍結・保管を継続するために必要な手順が踏まれていない場合は廃棄することを文書を用いて説明し，同意を得る必要がある。

参考文献

1) 日本産科婦人科学会．精子の凍結保存に関する見解(最終 access 2019/2/27)
   http://www.jsog.or.jp/modules/statement/index.php?content_id=26
2) 日本生殖医学会 編．生殖医療の必修知識 2017．日本生殖医学会，東京，2017．pp470-475
3) 日本産科婦人科学会．医学的適応による未受精卵子，胚(受精卵)および卵巣組織の凍結・保存に関する見解(最終 access 2019/2/27)
   http://www.jsog.or.jp/modules/statement/index.php?content_id=23
4) 日本弁護士連合会．「生殖医療技術の利用に対する法的規制に関する提言」についての補充提言−死後懐胎と代理懐胎(代理母・借り腹)について(最終 access 2019/2/27)
   https://www.nichibenren.or.jp/library/ja/opinion/report/data/070119.pdf
5) IFFS Surveillance 2016. Global Reproductive Health. 2016: 1(e1):1-143

〔梶原 健，石原 理〕

各論 5　その他

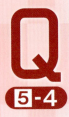
化学療法後の患者で，凍結卵子・胚を使わずに自然妊娠した場合，凍結した生殖細胞あるいは卵巣組織をどのように扱うか？

1) 被実施者に凍結延長の希望があれば，生殖年齢を超えておらず，規定の手続きを続けている場合には保存を延長する。
2) 被実施者が廃棄を希望した場合，原則速やかに廃棄する。
3) 2)の場合，廃棄を希望した被実施者が研究への提供に同意した際には，所定の手続きを行って研究に用いることができる。このとき，①施設内倫理委員会の審査，②日本産科婦人科学会への研究登録の他に，③所轄官庁への申請が必要な場合がある。

解　説

◆自然妊娠によって挙児を得た場合の手続き

　化学療法後の患者が卵子・胚や卵巣組織を凍結保存後，自然妊娠によって挙児を得た場合，まず患者の凍結保存延長の意思を確認する。日本産科婦人科学会が 2016 年に出した『医学的適応による未受精卵子，胚(受精卵)および卵巣組織の凍結・保存に関する見解』では[1]，まず「凍結されている未受精卵子はその卵子の由来する被実施者に帰属するもの」「凍結されている胚はそれを構成する両配偶子の由来する被実施者夫婦に帰属するもの」とあることからも，廃棄するためにはそれぞれ被実施女性，あるいは夫婦の同意が必要であり，施設の都合で廃棄することはできない。

　凍結延長を希望した場合，①保管に要する費用など延長の手続きを被実施者が正当に行っており，②本人が生存していて，③生殖年齢を超えていない場合には，凍結を延長する。

　廃棄を希望する場合は，原則速やかに廃棄する。ただしこの場合，以下に述べるように廃棄の意思を確認した後，所定の手続きを踏んで，凍結卵子・胚・卵巣を研究に用いることができる。

◆廃棄予定の卵子・胚を研究目的で使用する場合の注意点

　廃棄予定となった凍結卵子・胚・卵巣組織を研究に用いる場合の所定の手続きについては，日本産科婦人科学会が 2013 年に出した『ヒト精子・卵子・受精卵を取り扱う研究に関する見解』[2]に詳しく記されている。その要件として，研究が日本産科婦人科学会に登録されており，「施設内倫理委員会などにおいて必要な倫理審査を受け，研究計画を所轄官庁に対して申請」されていることが必要である(表 11)。従来，日本産科婦人科学会は「受精後 14 日間」に限って精子・卵子・胚を用いた研究を認めていたが，この 2013 年の見解で初めて，「法令および政府・省庁の各種ガイドラインの定める登録・審査」が必要であるとの文言が加筆された。

　この背景には，社会の生殖医療，あるいは科学一般への見方がよりいっそう厳しくなってい

▶表 11　ヒト精子・卵子・受精卵を取り扱う研究を行う場合の要件

1. 研究が日本産科婦人科学会に登録されていること
2. 施設内倫理委員会などにおいて必要な倫理審査を受けていること
3. （必要な場合には）研究計画を所轄官庁に対して申請していること

（文献 2 より作成）

▶表 12　ヒト胚の取扱いに関する基本的考え方（要旨）

1. ヒト受精胚は「人」そのものではないとしても「人の生命の萌芽」であり，「人の尊厳」という社会の基本的価値の維持のために特に尊重されるべき存在として位置付けられる。
2. （この考え方に従って）研究材料として使用するために新たに受精によりヒト胚を作成しないことを原則とするとともに，その目的如何にかかわらず，ヒト受精胚を損なう取扱いが認められないことを原則とする。
3. 2. が例外的に容認される場合の要件として，下記の 3 つが満たされる必要がある。
    1) そのようなヒト受精胚の取扱いによらなければ得られない生命科学や医学の恩恵およびこれへの期待が十分な科学的合理性に基づいたものであること
    2) 人に直接関わる場合には，人への安全性に十分な配慮がなされること
    3) そのような恩恵およびこれへの期待が社会的に妥当なものであること
   具体的に例外的に研究が認められる例として，「生殖補助医療研究目的での作成・利用」，「ヒト ES 細胞の樹立のための作成・利用」が挙げられている。
4. 研究の範囲として
    1) ヒト胚は胎内に戻さず，取扱いは原始線条形成前に限る
    2) 研究目的として，生殖補助医療研究目的での作成・利用に限って認められる

（文献 3 より作成）

ることがある。

　特に卵子を用いた研究で往々必要となる，研究目的で卵子と精子を受精させる操作は，見方を変えれば研究目的で新たな生命を人為的に作成し，さらに研究終了とともにこれを廃棄する行為とも考えることができる。このような研究が倫理的に許される行為であるかどうかについては長い議論の歴史があるが，その公的な結論ともいえるのが，2004 年の総合科学技術会議による『ヒト胚の取扱いに関する基本的考え方』である[3]（表 12）。

　このなかで，ヒト受精胚は「人の生命の萌芽」，すなわちヒトに準じるものであり，特に尊重されるべき存在として位置付けられている。そのため，研究材料として使用するために新たに受精によりヒト胚を作成したり，ヒト受精胚を損なう取り扱いが「認められないことを原則」としていることに注意が必要である。例外として認められている研究として，「生殖補助医療研究目的での作成・利用」「ヒト ES 細胞の樹立のための作成・利用」が挙げられている。

　したがって，既に受精している余剰胚を受精後 14 日間までの範囲で研究に用いる際には，このように遵守しなければならない指針は存在しないので，特段の理由がない限り，原則施設内倫理委員会の承認と，日本産科婦人科学会への登録・報告が必要となる。しかし，卵子と精子を研究目的で受精させて新たに「ヒト受精胚の作成を行う」場合は，『ヒト受精胚の作成を行う生殖補助医療研究に関する倫理指針』[4]により，文部科学省と厚生労働省への研究の届出が義務付けられている。

参考文献

1) 日本産科婦人科学会．医学的適応による未受精卵子，胚(受精卵)および卵巣組織の凍結・保存に関する見解(最終 access 2019/2/27)
   http://www.jsog.or.jp/modules/statement/index.php?content_id=23
2) 日本産科婦人科学会．ヒト精子・卵子・受精卵を取り扱う研究に関する見解(最終 access 2019/2/27)
   http://www.jsog.or.jp/modules/statement/index.php?content_id=29
3) 総合科学技術会議．ヒト胚の取扱いに関する基本的考え方(平成16年7月23日)(最終 access 2019/2/27)
   http://www8.cao.go.jp/cstp/tyousakai/life/haihu39/siryo5-1-1.pdf
4) 文部科学省，厚生労働省．ヒト受精胚の作成を行う生殖補助医療研究に関する倫理指針(平成22年文部科学省・厚生労働省告示第2号)(平成22年12月17日)(最終 access 2019/2/27)
   http://www.mhlw.go.jp/general/seido/kousei/i-kenkyu/dl/9_01.pdf

〔久慈 直昭〕

Appendix

Appendix 1

原疾患担当医から生殖医療担当医への診療情報提供シート

◆ OFCjpn 設立準備会議の調査結果と OFCjpn 情報提供用紙

　生殖医療の専門家（医師，看護師，臨床心理士）が，がん患者の妊孕性温存に関する適応や意思決定の支援を実施するにあたり，原疾患担当医からの医学的，社会的情報提供は非常に重要である．効果的にこういった情報共有を行うために，提供側が要点を簡単に記載でき，情報を受け取る側も理解しやすい診療情報提供システムが必要と考えられる．

　そこで，厚生労働科学研究「総合的な思春期・若年成人（AYA）世代のがん対策のあり方に関する研究」班は，2016年7月に日本がん・生殖医療学会（JSFP）と協力して開催した「Oncofertility Consortium Japan（OFCjpn）設立準備会議」の参加者に対してアンケートを実施した．そのなかで，「生殖医療専門医が原疾患担当医から提供を受けたい情報」について自由記載で回答されたものをグループ分けした（図1）．この結果をもとに，「JSFP-Oncofertility Consortium Japan 情報提供用紙」としたものがJSFPのWebサイト（http://www.j-sfp.org/cooperation/index.html）より入手可能となっている（図2）．

（古井 辰郎）

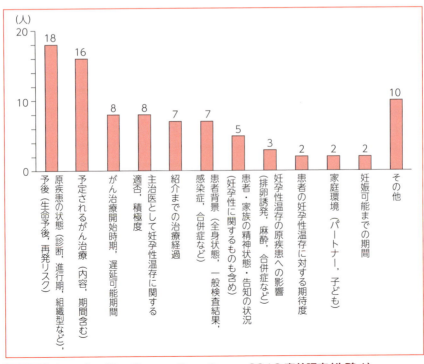

▶ 図1　Oncofertility Consortium Japan 2016 事前調査（生殖1）
　　　原疾患担当医から知らせてほしい情報（アンケート内容を統合）

患者氏名 _____ 患者識別番号 _____

紹介元施設名 _____ 担当医 _____
疾患名 _____ 進行期 _____
組織型 _____

予後（生命，再発リスク；抽象表現可）_____

現在までの治療経過 _____
_____
_____
_____

患者背景（適宜検査結果同封ください）
　状態 _____
　検査結果（CBC, Plt など）_____
　感染症 _____
　合併症 _____
　精神状態 _____
　妊孕性温存に関する期待度 _____
　パートナー　あり　なし　（_____）
　子ども　あり（　　　人）　なし（_____）

予定される治療について
　内容・投与（照射）量 _____
　_____
　治療開始予定時期 _____
　治療開始最大遅延許容期間 _____

妊孕性温存・妊娠について
　主治医から見た妊孕性温存の推奨程度：　推奨　　消極的　　どちらとも言えない
　妊娠可能までの期間 _____
　がん治療後の妊娠の問題点 _____

その他（裏面もご利用ください）_____
_____
_____
_____

the Oncofertility® Consortium
JAPAN SOCIETY FOR FERTILITY PRESERVATION
JSFP-Oncofertility Consortium JAPAN 情報提供用紙

▶ 図2　診療情報提供シート

Appendix 2

日本産科婦人科学会会告一覧

　日本産科婦人科学会は，倫理に関する見解を会告をもって公表している．本マニュアルに関連する同学会の見解を表に紹介する．

▶ 表　日本産科婦人科学会会告

公表年	会　告
昭和 60（1985）年 3 月	ヒト精子・卵子・受精卵を取り扱う研究に関する見解 →平成 14（2002）年 1 月改定
平成 14（2002）年 1 月	ヒト精子・卵子・受精卵を取り扱う研究に関する見解（改定） →平成 25（2013）年 6 月改定
平成 19（2007）年 4 月	精子の凍結保存に関する見解 http://www.jsog.or.jp/modules/statement/index.php?content_id=26
平成 25（2013）年 6 月	ヒト精子・卵子・受精卵を取り扱う研究に関する見解（改定） http://www.jsog.or.jp/modules/statement/index.php?content_id=29
平成 26（2014）年 4 月	医学的適応による未受精卵子および卵巣組織の採取・凍結・保存に関する見解 →平成 28（2016）年 6 月改定
平成 28（2016）年 6 月	医学的適応による未受精卵子，胚（受精卵）および卵巣組織の凍結・保存に関する見解（改定） http://www.jsog.or.jp/modules/statement/index.php?content_id=23

（最終 access 2019/2/27）

略語一覧

AAP	American Academy of Pediatrics	米国小児科学会
AFC	antral follicle count	胞状卵胞数
ALL	acute lymphocytic leukemia	急性リンパ性白血病
AMED	Japan Agency for Medical Research and Development	国立研究開発法人日本医療研究開発機構
AMH	anti-Müllerian hormone	抗ミュラー管ホルモン
AML	acute myeloid leukemia	急性骨髄性白血病
ANCA	anti-neutrophil cytoplasmic antibody	抗好中球細胞質抗体
APAM	atypical polypoid adenomyoma	異型ポリープ状腺筋腫
ART	assisted reproductive technology	生殖補助医療
ASCO	American Society of Clinical Oncology	米国臨床腫瘍学会
AYA	adolescent and young adult	思春期・若年成人
CCS	childhood cancer survivor	小児がん経験者
CML	chronic myelogenous leukemia	慢性骨髄性白血病
COG	Children's Oncology Group	（米国）小児がんグループ
COS	controlled ovarian stimulation	調節卵巣刺激
EBMT	European Society for Blood and Marrow Transplantation	欧州骨髄移植学会
ESHRE	European Society of Human Reproduction and Embryology	欧州ヒト生殖医学会
EUTCD	EU Tissue and Cells Directives	EUの組織・細胞指令
FDA	Food and Drug Administration	米国食品医薬品局
FSH	follicle stimulating hormone	卵胞刺激ホルモン
GIFT	gamete intrafallopian transfer	配偶子卵管内移植
GIST	gastrointestinal stromal tumor	消化管間質腫瘍
GnRH	gonadotropin releasing hormone	ゴナドトロピン放出ホルモン
ICCC-3	International Classification of Childhood Cancer, Third edition	小児がん国際分類第3版
ICSI	intracytoplasmic sperm injection	顕微授精
IFFS	International Federation of Fertility Societies	国際生殖医学会
ISFP	International Society for Fertility Preservation	国際妊孕性温存学会
IVF	*in vitro* fertilization	体外受精
IVG	*in vitro* growth	体外発育
IVM	*in vitro* maturation	体外成熟培養
JSFP	Japan Society for Fertility Preservation	日本がん・生殖医療学会
LH	luteinizing hormone	黄体化ホルモン

MFC	multiparameter flow cytometry	マルチパラメーターフローサイトメトリー
MPA	medroxyprogesterone acetate	メドロキシプロゲステロン酢酸エステル
MRD	minimal residual diseases	微小残存病変
NCCN	National Comprehensive Cancer Network	(米国の主要ながんセンターで構成されるネットワーク)
NGF	non-growing follicles	──
OHSS	ovarian hyperstimulation syndrome	卵巣過剰刺激症候群
OR	ovarian reserve	卵巣予備能
PCR	polymerase chain reaction	ポリメラーゼ連鎖反応
PGCs	primordial germ cells	始原生殖細胞
POI	primary ovarian insufficiency	早発卵巣不全
PTSD	post-traumatic stress disorder	心的外傷後ストレス障害
QOL	quality of life	生活の質
RCT	randomized controlled trial	ランダム化比較試験
RIC	reduced intensity conditioning	強度減弱前処置
RR	relative risk	リスク比(相対危険度)
SART CORS	Society for Assisted Reproductive Technology Clinic Outcome Reporting System	──
SCID	severe combined immunodeficiency	重症複合免疫不全症
TAM	Tamoxifen	タモキシフェン
VEGF	vascular endothelial growth factor	血管内皮細胞増殖因子
ZIFT	zygote intrafallopian transfer	接合子卵管内移植

索　引

あ

悪性リンパ腫　46
アルキル化薬　9, 39
アロマターゼ阻害薬　7, 28
安全性　39, 63
アントラサイクリン系薬剤　39
意思決定　68
意思決定支援　72, 80
意思決定のプロセス　69
イリノテカン　39
インフォームド・アセント　22, 55
インフォームド・コンセント　37, 55, 71
ウォッシュアウト期間　18
エトポシド　39

か

化学療法　53, 63
化学療法開始後の妊孕性温存療法　53
化学療法の次世代への影響　39
化学療法の卵巣毒性　9
獲得卵子数　23
合併症　60
カベルゴリン　6
ガラス化法　16
がん・生殖医療外来　73
がん・生殖医療相談センター　77
がん細胞混入　34
がんサバイバー　53, 57
がんサバイバーの妊娠　32
患者登録システム　80
がん診療連携拠点病院　79
感染症　20
緩慢凍結法　16
既婚患者　13, 25
急性白血病　44
強度減弱前処置　44
挙児希望　4, 68
クロミフェンクエン酸塩　29
経頸管胚移植　20
経済的援助　81
経子宮筋層胚移植　20
経卵管胚移植　20
血液がん　34
血中AMH　9, 11, 66
顕微授精　25
高エストロゲン状態　28
抗がん薬の次世代への影響　39
抗がん薬の卵巣毒性　9
公的助成　82
ゴナドトロピン製剤　6, 28

さ

催奇形性　7, 39, 63
再発リスク　60
採卵　13, 23
採卵に伴うリスク　31
子宮頸がん　48
子宮体がん　48
シクロホスファミド　9, 39
死後生殖　86
思春期・若年成人(AYA)世代　34, 54, 72
シスプラチン　9, 39
次世代への影響　39
自然周期採卵　8
自然妊娠　88

死亡確認　84
若年患者　26, 52, 57
周産期リスク　39
手術療法　52
受精率　17
出生率　23, 25
腫瘍細胞の再移植　22
小児がん　55, 60
小児がん経験者　60, 65, 77
小児・思春期のがん患者　57
情報提供　2, 21, 37, 57
情報提供体制　79
情報提供用紙　78, 92
助成制度　81
所有権（胚などの）　85
心理社会的ケア　70
心理的介入　33
生殖医療専門医　37, 79
生殖補助医療　2
生殖補助医療実施登録施設　2, 79
精神的サポート　73
性腺毒性のリスク分類　39, 51
説明と同意　2
先天異常　8, 32
先天異常率　63
造血幹細胞移植　44
造血器腫瘍　18, 34
早産　54
早発卵巣不全　34, 53, 65

た

体外成熟培養　7, 14
ダブル・スティミュレーション法　29
タモキシフェン　18, 28
地域完結型がん・生殖医療ネットワーク　77, 79
着床率　17
超高速凍結法　16

調節卵巣刺激　6, 13, 25
調節卵巣刺激に伴うリスク　31
チロシンキナーゼ阻害薬　45
帝王切開率　54
低刺激法　6, 13
低出生体重児　54
低卵巣刺激　13
低リスク　51
凍結保存延長　88
ドキソルビシン　39
トポイソメラーゼ阻害薬　39
トラスツズマブ　18
トランジショナルケア　77

な

内因性LHサージ　6
日本がん・生殖医療学会　77, 79
日本産科婦人科学会　2, 86
日本産科婦人科学会会告　94
日本生殖医学会　86
乳がん　28, 42
乳幼児がん　65
妊娠可能時期　60, 63
妊娠継続率　23
妊娠に伴うリスク　32, 60
妊娠率　16, 23, 25
妊孕性温存　2, 23
妊孕性温存に伴うリスク　32
妊孕性温存率，疾患別　74
妊孕性温存率，年次推移　73
妊孕性温存療法　4
妊孕性温存療法の安全性　39
年齢　24, 66

は

胚移植　18

胚移植に伴うリスク　31
胚移植の合併症　20
廃棄　3, 84, 86, 88
胚凍結保存　5, 16
胚盤胞到達率　23
排卵誘発のリスク　28
排卵誘発法　6, 13
破棄　86
発がんリスク　61
白金製剤　9, 39
白血病　22, 34, 44
半減期　18
微小残存病変　4, 34
避妊期間　18, 39, 53
費用　82
婦人科がん　48
ブスルファン　9
不妊のリスク　39
プリパレーション　58
米国小児科学会の指針　55, 58, 70
ベバシズマブ　10
ヘルシンキ宣言改訂版　70
ヘルスケアプロバイダー　72, 73
放射線治療　10, 64
放射線治療の次世代への影響　40
保存期限(胚などの)　85
ホルモン受容体陽性腫瘍　7
ホルモン受容体陽性乳がん　18, 28
ホルモン補充療法　66
ホルモン療法　42, 64

ま

慢性骨髄性白血病　45
未婚患者　13, 25
未受精卵子　25
未成熟卵子　14
未成年者　70

メドロキシプロゲステロン酢酸エステル　30, 48
モノクローナル抗体薬　10

や

融解卵子生存率　17, 23

ら

卵子凍結プロトコル　17
卵子凍結保存　5, 16, 25, 46
卵子凍結保存の臨床成績　23
卵巣過剰刺激症候群　6, 28, 31
卵巣がん　34, 49
卵巣機能不全　39
卵巣刺激　6, 13
卵巣組織凍結保存　5, 21, 26, 34, 46
卵巣組織の融解移植　35
卵巣毒性　9, 39
卵巣予備能　9
卵巣予備能指標　11
ランダムスタート法　7, 26, 29
流産　7
レトロゾール　7, 28

欧文

AAP　55
AAPの指針　55, 58, 70
ABVD療法　53
AMH　9, 11, 51, 66
ART　2
ART実施登録施設　2, 79
ASCOガイドライン　9, 39, 51, 60
AYA世代　34, 54, 72
CCS　60, 65, 77
CML　45
COG　61

COS 6, 13, 25
COSに伴うリスク 31
CSS 60, 65, 77
FSH製剤 7, 28
GnRHアゴニスト 5, 6
GnRHアンタゴニスト 6, 29
ICSI 25
IVM 7, 14
LHサージ 6, 30

MPA 30, 48
MRD 4, 34
NCCNガイドライン 57
NGF数 51
OHSS 6, 28, 31
Oncofertility Consortium Japan(OFCjpn) 79
OR 9
POI 34, 53, 65

生殖医療スタッフ必携！
がん患者の妊孕性温存のための診療マニュアル

定価（本体 3,000 円＋税）

2019 年 5 月 30 日　第 1 版第 1 刷発行

編　集	国立研究開発法人 日本医療研究開発機構（AMED） 革新的がん医療実用化研究事業 生殖機能温存がん治療法の革新的発展にむけた 総合的プラットフォームの形成　研究班 （代表　大須賀穣）
発行者	福村　直樹
発行所	金原出版株式会社 〒113-0034 東京都文京区湯島 2-31-14 電話　編集（03）3811-7162 　　　営業（03）3811-7184 FAX　　（03）3813-0288 振替口座　00120-4-151494 http://www.kanehara-shuppan.co.jp/

©2019

検印省略

Printed in Japan

印刷・製本／横山印刷

ISBN 978-4-307-30139-8

JCOPY ＜出版者著作権管理機構 委託出版物＞
本書の無断複製は著作権法上での例外を除き禁じられています．複製される場合は，そのつど事前に，出版者著作権管理機構（電話 03-5244-5088，FAX 03-5244-5089，e-mail：info@jcopy.or.jp）の許諾を得てください．

小社は捺印または貼付紙をもって定価を変更致しません．
乱丁，落丁のものは小社またはお買い上げ書店にてお取り替え致します．